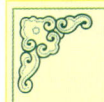

国医绝学百日通

刮痧拔罐治百病

李玉波　翟志光　袁香桃 ◎主编

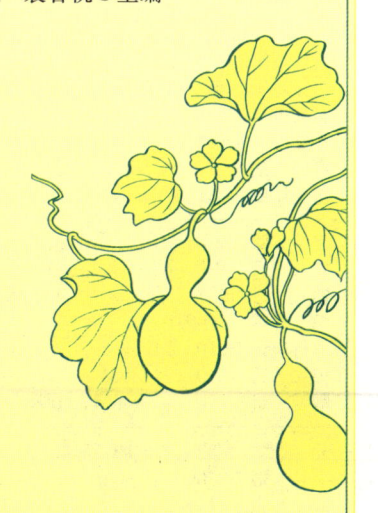

中国科学技术出版社
·北 京·

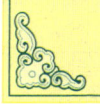

图书在版编目（CIP）数据

刮痧拔罐治百病 / 李玉波, 翟志光, 袁香桃主编. -- 北京：中国科学技术出版社, 2025.2
（国医绝学百日通）
ISBN 978-7-5236-0766-4

Ⅰ.①刮… Ⅱ.①李… ②翟… ③袁… Ⅲ.①刮搓疗法 ②拔罐疗法 Ⅳ.①R244

中国国家版本馆CIP数据核字（2024）第098654号

策划编辑	符晓静　李洁　卢紫晔
责任编辑	曹小雅　王晓平
封面设计	博悦文化
正文设计	博悦文化
责任校对	焦　宁　邓雪梅　吕传新　张晓莉
责任印制	李晓霖

出　版	中国科学技术出版社
发　行	中国科学技术出版社有限公司
地　址	北京市海淀区中关村南大街 16 号
邮　编	100081
发行电话	010-62173865
传　真	010-62173081
网　址	http://www.cspbooks.com.cn

开　本	787毫米×1092毫米　1/32
字　数	4100千字
印　张	123
版　次	2025 年 2 月第 1 版
印　次	2025 年 2 月第 1 次印刷
印　刷	小森印刷（天津）有限公司
书　号	ISBN 978-7-5236-0766-4 / R·3282
定　价	615.00元（全41册）

（凡购买本社图书，如有缺页、倒页、脱页者，本社销售中心负责调换）

目录

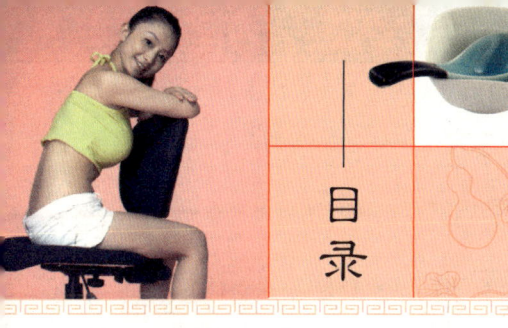

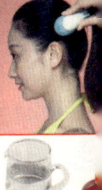

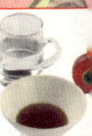

第一章　了解刮痧与拔罐

第一节　源远流长、经济实用的自然疗法 2

第二节　刮痧的常用工具及介质 4

第三节　拔罐常用罐具及其他辅助用具 7

第四节　刮痧的操作方法 11

第五节　拔罐的操作方法 15

第六节　刮痧的操作步骤 19

第七节　刮痧的常用体位和部位 21

第八节　拔罐的常用体位和部位 23

第九节　刮痧的禁忌和注意事项 25

第十节　拔罐的禁忌和注意事项 27

第二章　刮痧、拔罐祛百病

第一节　感冒 29

第二节　支气管哮喘 31

第三节　支气管炎 32

第四节　肺炎 34

| 1 |

第五节	咳嗽	35
第六节	慢性胃炎	37
第七节	消化性溃疡	38
第八节	胃下垂	40
第九节	便秘	41
第十节	细菌性痢疾	43
第十一节	胆囊炎、胆石症	44
第十二节	慢性肝炎	46
第十三节	肥胖症	47
第十四节	糖尿病	49
第十五节	高血压	50
第十六节	心绞痛	52
第十七节	慢性肾炎	54
第十八节	偏头痛	55
第十九节	神经衰弱	57
第二十节	癫痫	58
第二十一节	失眠	60
第二十二节	前列腺炎	61
第二十三节	面神经麻痹	63
第二十四节	落枕	64
第二十五节	肩周炎	66
第二十六节	颈椎病	68
第二十七节	网球肘	70
第二十八节	腰椎间盘突出症	72
第二十九节	坐骨神经痛	73
第三十节	足跟痛症	75
第三十一节	痔疮	77
第三十二节	痛经	78
第三十三节	闭经	80
第三十四节	子宫脱垂	81
第三十五节	更年期综合征	83
第三十六节	盆腔炎	85
第三十七节	青光眼	86
第三十八节	白内障	88
第三十九节	近视	90
第四十节	慢性咽炎	91

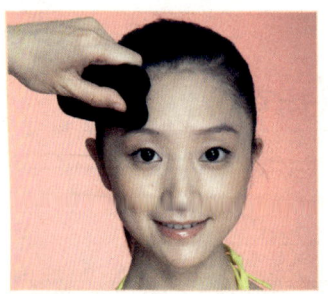

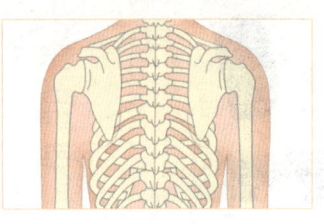

第一章 了解刮痧与拔罐

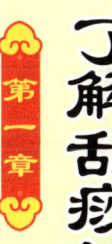

刮痧和拔罐是一种传统又经济实用的自然疗法，备受广大群众的青睐。本章对刮痧和拔罐的历史渊源、常用的工具和介质、基本操作方法和步骤、常用的体位和部位、禁忌和注意事项等做了系统的概括和介绍，可以帮助读者科学地掌握刮痧和拔罐的常识，从而为自己和家人的健康保驾护航。

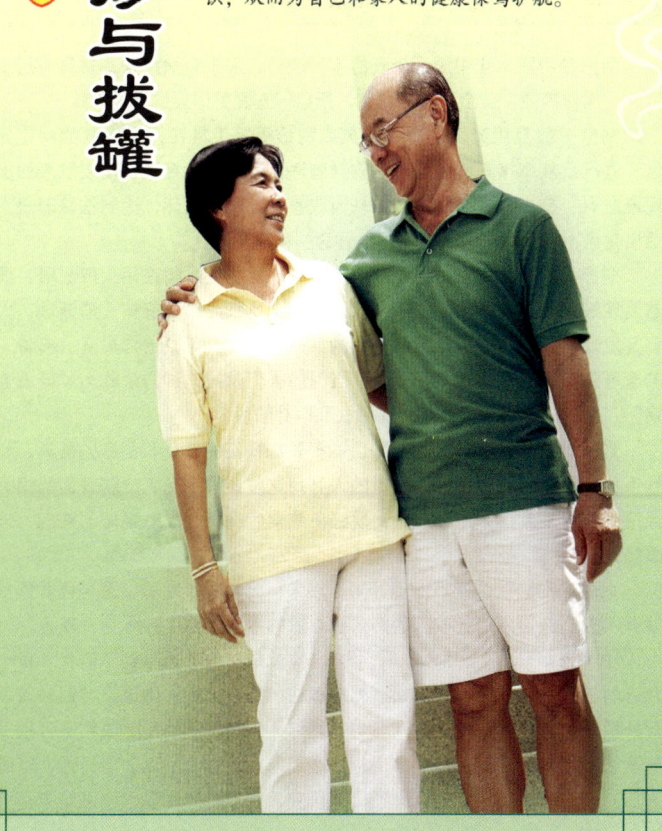

第一节
源远流长、经济实用的自然疗法

刮痧——源远流长的宝贵遗产

刮痧是中医文化中源远流长的宝贵遗产,属于自然疗法,其具有历史悠久、操作简便、安全可靠等特点,所以一直受到广大群众的青睐。

刮痧一般是用光滑的硬物器具或刮痧板等工具在人体皮肤的特定部位,进行反复摩擦等一系列良性物理刺激,通过刮拭经络,使皮肤表面出现瘀血点、瘀血斑或点状出血,从而改善局部气血循环,达到祛除邪气、活血化瘀、舒筋理气、清热解毒、开窍益神等功效。

刮痧的历史最早可以追溯到远古时期。远古的人类在用火取暖时,偶然发现被火烤到的身体某些部位,会感觉全身气血循环舒畅。渐渐地,人们又发现当用烤热的石器刺激身体的某些部位时,可以治疗风湿、瘀青、肿毒等病症,且效果显著。于是,当时的人们就把这种方法称为"砭石治病"。这就是刮痧法的最初存在形式和萌芽阶段。

到了青铜器时代,人们制作出许多更加精细的针灸和刮痧的器具,如钱币、针、铁棒、铜钱等。当时的人利用这些器具在患者皮肤表面的相关经络部位反复摩擦,直到皮下出现红色或紫色瘀斑,以达到驱邪祛病、理顺经气等目的。

之后,刮痧就广泛地流传开来。在宋、元、明时期的中医经典著作里就有不少刮痧治病的记载。刮痧法在当时的中医典籍中被称为"戛掠",古人注解说:"戛,历刮也。"可见,戛就是刮的意思。到了清代,对于刮痧的描述则更为详细。例如,郭志邃在《痧胀玉衡》中说:"刮痧法,背脊颈骨上下,又胸前胁肋两背肩、臂痧,用铜钱蘸油刮之或用刮舌抿子脚蘸香油刮之;头额、腿上痧用棉纱线或麻线蘸香油刮之。"另外,当时人们对刮痧的作用和疗效也有了具体研究,在当时的许多医学书籍中都可以找到相关文字。

如今，刮痧得到了更大的推广和发展，许多医学专家对刮痧进行了系统的分析和科学的研究。他们从传统刮痧中受到启发，不断探索和实践，将刮痧的方法和中医经络腧穴的知识结合起来，同时对传统的刮痧器具和方法进行改进和完善，制作了更加精美耐用的刮痧板等刮痧工具，在刮痧操作的同时，采用了水、润滑油等具有疏经活络、消炎镇痛的刮痧介质，使传统刮痧发展成为现代循经走穴的经络刮痧。中医根据不同患者的病情刮拭经络腧穴，可起到调血行气、疏通经络、祛瘀活血的功效。

拔罐——广为流传的妙方

拔罐是我国广为流传的治病防病妙方。拔罐是以罐为主要工具，利用火焰燃烧、蒸气、抽气等造成罐内负压，使罐吸附于人体穴位，通过热力和外力在身体部位上的刺激，使其产生瘀血，从而贯通全身经络，促进气血循环，达到治疗目的。

拔罐一直颇受广大患者的欢迎。古人用兽角做罐治病，所以拔罐在当时被称为"角法"。

随着医疗技术的不断发展，拔罐的种类、用具及操作方法等也在不断创新。例如，拔罐的用具从古老的兽角、竹筒演变为如今的陶瓷罐、玻璃罐、抽气罐、电磁罐等；操作方法也从单一的留罐法发展为走罐法、闪罐法，以及针罐法、药罐法等。另外，拔罐的治疗范围也逐渐扩大，已经可以用来治疗上百种疾病。

拔罐以其简单实用、疗效显著等特点，在民间广为流传，是治疗疾病的妙方。

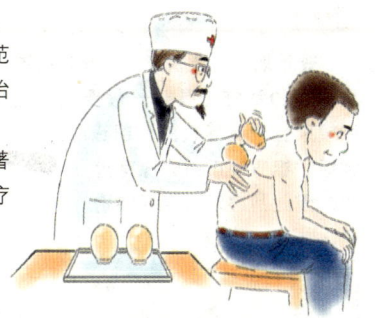

拔罐是治疗疾病的妙方

第二节 刮痧的常用工具及介质

刮痧的常用工具

在日常刮痧过程中,我们离不开刮痧工具。中医刮痧器具是在中医气血、经络学说的指导下,通过对人体穴位及经络的局部刺激,利用经络的传导功能和双向调节作用,来扶助正气,驱除体内的风、寒、湿、热、毒等病邪,达到祛瘀活血、疏通经络、扶正祛邪的保健功效。常用的刮痧工具主要有后文几种。

□ 特制刮痧板——水牛角

水牛角刮痧板是刮痧的主要工具,其形状各异,集多种功能于一体。水牛角本身是一种中药,具有行气、活血和润养等作用。水牛角制成的刮痧板常做成不同形状及不同厚薄。将其施于人体,不但对各部位具有显著治疗效果,还避免了金属类器具所造成的疼痛、皮肤损伤、静电等不良反应,深受患者喜爱。

□ 硬币

硬币取材方便快捷,可分为铜质、铝质两种。铜质的铜钱、铜板,是常用的刮痧工具,一般要选取边缘较厚且没有残缺的大铜钱或铜板。铝质硬币因边缘有齿痕,因此刮痧时力度要特别轻,以防止刮破皮肤。

□ 瓷器

一般选用边缘较厚且光

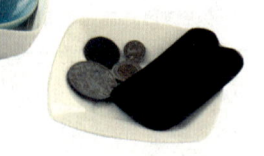

刮痧板、硬币、药匙常用的刮痧工具

滑的无破损的碗、瓷酒杯、瓷汤匙等作为刮痧工具。用其边缘,边蘸水或植物油,边在患者身体的特定部位上刮抹,以刮出紫黑色的痧点为宜。

药匙

此用具在医院的药房里最为常见,也是较理想的刮痧工具。

有机玻璃纽扣

有机玻璃纽扣是现代较为常用的一种刮痧工具。它取材方便、清洁消毒处理容易。一般情况下,应该选用边缘光滑、较大的纽扣,便于拿捏。

棉纱线、头发

将适量的棉纱线或头发捏成一团,蘸取适量的植物油或润滑剂从上至下刮擦。此用具常用于刮拭头面部和婴幼儿皮肤,因为婴幼儿的皮肤,尤其是头面部的肤质较柔嫩,力度要适当。

蚌壳

蚌壳为沿海或湖泊地区渔民常用的一种刮痧工具。一般选取边缘光滑或磨成钝缘的小蚌壳,使用时,施术者用右手持蚌壳边蘸水或植物油,边在病人身体的特定部位上刮抹,以刮出紫黑色的痧点为宜。

国医小课堂

怎样挑选合适的刮痧板

现在市面上的刮痧板多为长方形,其边缘光滑,四角钝圆。刮板的两长边,一边稍厚,一边稍薄。薄面用于人体平坦部位的治疗刮痧,厚面适宜于按摩保健刮痧,刮板的角适合人体凹陷部位的刮拭。例如,适合经络和全息两种刮拭方法的刮痧板,一侧短边为对称的圆角,其两角除适用于人体凹陷部位刮拭外,更适合用作脊椎部位及头部全息穴区的刮拭。

刮痧的常用介质

刮痧介质作为刮痧工具与人体表面之间的润滑剂，可减少刮痧的阻力，增强刮痧的疗效。刮痧时使用刮痧介质还可以方便刮拭，保护皮肤免受工具擦伤。如果在介质中添加某些成分，还可增强治疗效果。所以，刮痧介质的应用越来越广。常用的刮痧介质有以下几种。

□水剂

家用凉开水即为刮痧的常用介质，如果病人在发热，也可用温开水或白酒。白酒具有活血祛寒、散瘀消积、通经疏络之效，可以增加刮痧的疗效。

□油剂

油剂主要指常用的香油或其他植物油。天然植物油经提炼、浓缩调配而成，具有活血化瘀、促进血液循环、扩张毛细血管、促进出痧等功效。如果运用某些对症的药物作为介质，如红花油等，来进行刮痧治疗，则更能充分发挥刮痧的疗效。

此外，液体石蜡、滑石粉等也是常见的刮痧介质，其主要起润滑作用。

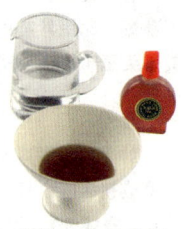

水剂、油剂为刮痧的常用介质

国医小课堂

选择安全有效的润滑剂

如果在刮痧介质中添加一些中草药成分，对病症的治疗效果会更明显。如在菜油中添加白芷、红花、麝香、白术等，具有消毒杀菌、活血止痛等功效。

如果有条件，最好选择具有清热解毒、活血化瘀、消炎镇痛作用的专用润滑剂。这样刮痧会更安全有效。

第三节 拔罐常用罐具及其他辅助用具

五种拔罐常用的罐具

传统中医常用拔罐治疗各种疾病，拔罐不仅可以疏通经络、祛瘀活血、消肿止痛、排毒泻火，还可以调整人体的阴阳平衡，同时具有消除疲劳、增强体质的功效。如今，拔罐的普及率越来越大，越来越多的人喜欢拔罐。

采用拔罐防病治病首先离不开罐具。罐有很多种，比如玻璃罐、陶罐、竹罐、橡胶罐等，甚至家中常用的罐头瓶也可用于拔罐。但科学的治疗还是应该使用玻璃罐、竹罐、陶罐、抽气罐、多功能罐等。

□ 陶罐

陶罐一般是用陶土烧制而成，罐的两端比较小，中间略大，形如鼓状，底比较平，依据口径大小，其型号也有不同。这种罐的特点是吸力大，但因为罐体较重，所以携带很不方便，而且容易摔碎。

□ 玻璃罐

玻璃罐是用耐热玻璃加工制作而成的，形状如球，罐口平滑，包括大、中、小三种型号。玻璃罐的优点是质地透明，使用时可以直接、清楚地观察到罐内皮肤的充血、瘀血等变化，医生可以更好地掌握拔罐治疗的程度。但是使用时要格外小心，以免罐体破碎。

玻璃罐是常用的拔罐工具，形如球状，分大、中、小三种型号。日常用的陶瓷酒杯也是好用的拔罐工具

□ 竹罐

竹罐多用直径3～5厘米且坚固无损的

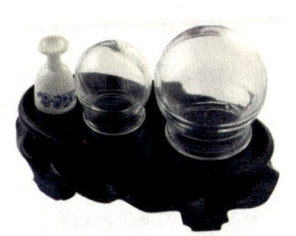

竹子制成。制作时，先将竹子截成6～10厘米的竹筒，一端留节作底，另一端做罐口；随后进行去皮、取圆、锉底、作细、见光、磨口、水煮、取膜等工艺，制成管壁厚度为2～3毫米、中间呈腰鼓形状的竹罐。其优点是取材方便、制作简单、价格低廉、不易摔碎，适宜药煮；缺点是易燥裂、易漏气、吸着力小。

□ 抽气罐

抽气罐的优点是可以避免患者烫伤，操作方法简单，但缺乏火罐的温热刺激。抽气罐一般分为连体式与分体式两种；按照功用分，则可分为注射器抽气罐、橡皮排气球抽气罐、电动抽气罐、空气唧筒抽气罐等。

空气唧筒抽气罐多为带有活塞嘴的透明塑料罐，分为大、中、小三种型号。配有外接抽气唧筒，使用时需将抽气唧筒与罐嘴对接，将罐扣于施治部位，同时须根据患者的需要随时调整罐内负压。这种罐具有轻巧透明、可以时刻观察罐内的情况、负压可随时调节、不易破碎等优点。

电动抽气罐就是将罐具连接于电动吸引器，如"经穴电动拔罐治疗仪"等。这种罐的优点是可以避免烫伤，操作方法简单易学，负压的大小可以随时调整等。使用者将罐具连接到测压仪器，就可以随时观察负压情况。

空气唧筒抽气罐一般有多种型号，可以根据不同需要进行选用

□ 多功能罐

相比之下，多功能罐的设计结构不同，功能和种类也都各不相同。有些多功能罐附有凹斗，可以依据治疗需要放入所需的药液或药末，施治时药物可慢慢敷布于治疗部位，从而提高疗效。这种多功能罐罐口厚圆，并有特殊设计的口嘴，附着于皮肤时可不吸肉，特别适合走罐法，容易吸着于不易着罐的部位，如颈下、腋下等特殊部位。有些多功能罐，主要结构是用橡胶压制而成的，具有一定的弹性，同时罐内顶部有一个与罐体连为一体的圆形小杯，杯内装有一块特别的永磁体。治疗时，将其吸着于腧穴处，使罐内的磁体贴聚或悬浮在腧穴上，在负压、磁场的共同作用下，达

到镇痛、平喘、消炎、镇静、降压、减肥和强身的功效。

多功能罐的优点是操作十分简便，只需用手挤压罐体即可使其吸附于施术部位，缺点是吸附力不强。

拔罐的四大辅助用品

拔罐不仅是单纯的用罐进行治疗，还可以准备一些常用的辅助用品，如燃料、棉球、润滑剂、针具等。

燃料

酒精是拔罐过程中经常要用的燃料。拔罐时，一般要选用浓度75%～95%的酒精，如果身边没有酒精，可用度数稍高的白酒代替。酒精作为燃料的优点是热能高，火力旺，能迅速消耗罐内空气，增强拔罐的吸附能力，而且盖罐后火能迅速熄灭，不易烫伤皮肤。

纸片也是拔罐中较为常用的一种燃料，一般要选择薄的易燃纸，不宜选用厚硬及带颜色的纸，这是因为其燃点低，热力不够，容易影响排气。用纸片做燃料的缺点是如果不小心把没有燃烧完全的纸灰溢出，容易烫伤皮肤。所以，要谨慎使用。

消毒清洁用品

拔罐前，要对器具和拔罐部位进行消毒，特别是在刺络拔罐时必须对针具和穴区进行严格消毒，以防细菌感染。所以，拔罐前要准备一些消毒清洁用品，比如棉签或酒精脱脂棉球，这些用具在拔罐时还可用以燃火、排气。另外，拔罐前还需准备一些纱布、医用胶布、烫伤药膏等，以应对操作失误导致的皮肤烫伤。

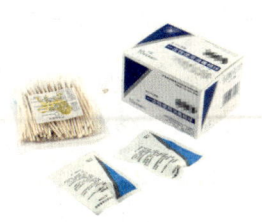

棉签和酒精脱脂棉球是拔罐常用的清洁用品，用以清洁皮肤和罐具

润滑剂

润滑剂是拔罐用具和皮肤的沟通者，用其可以润滑皮肤，增加吸力。常用的润滑剂包括凡士林、植物油、石蜡油等。还有一些润滑剂是

具有药用疗效的,如红花油、松节油、按摩乳等,具有活血止痛、消毒杀菌的功效。润滑剂不仅可以提高治疗效果,还有保护皮肤免受烫伤的作用。

□ 针具

在拔罐治疗过程中,有时会用到针罐、刺血罐、抽气罐,所以,操作者还需要准备三棱针、皮肤针、注射器、针头小眉刀、粗毫针、陶瓷片、滚刺筒等针具。其中,最常用的就是三棱针和皮肤针。

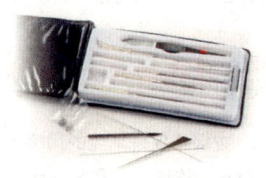

三棱针、皮肤针等是刺络拔罐的常用器具,用前要注意消毒

国医小课堂

家庭拔罐的注意事项

随着科技的发展,罐具配用治疗仪越来越多。如罐内安装刺血器,可在拔罐时接通电源,增加拔罐的温热效应,称为电热罐。另外,还有将红外线治疗仪、紫外线灯管、磁铁等装入罐内,形成红外线罐、紫外线罐、磁疗罐等。

如果在家中治疗,身边又没有特制罐时,可选用代用罐。家中最为常用的代用罐就是玻璃罐头瓶,还有杯子、小口碗等。橡胶罐在家庭中用的较多,它使用方便,用手一捏,即可吸附住。但由于它没有用火,治疗效果要差一些。

罐有许多种,但无论用哪一种,一定要注意选用瓶口光滑、无破损的罐,以免伤及皮肤。拔罐前,如果要走罐,就需准备润滑剂等;使用药罐时,应当备好需用的药品;在刺络拔罐时必须对针具和穴区进行严格消毒,以防感染。

拔罐具有操作简便、易于掌握、器具经济、疗效迅速、使用安全、无副作用等优点。但在使用之前,一定要做好准备工作,备好需要的罐具和辅助用品,做到有备无患。

第四节　刮痧的操作方法

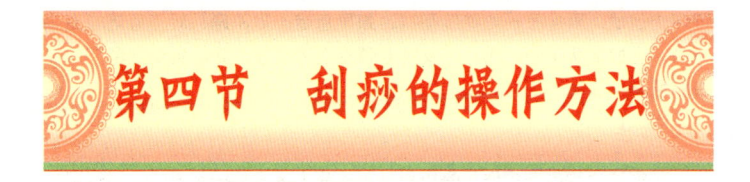

刮痧就是用蘸有刮痧油的刮痧工具在患者皮肤上来回摩擦，以达到防病治病的目的。刮痧的操作方法主要分为持具操作和徒手操作两大类。

持具操作

持具操作主要包括刮痧法、挑痧法和放痧法等。

□ 刮痧法

刮痧法根据应用不同，分为直接刮法和间接刮法两种。

直接刮法是用刮具直接接触患者皮肤，在体表的特定部位反复进行刮拭，直至皮下呈现紫红色的痧痕或痧点为止。该法是刮痧疗法中最常用的一种方法。一般情况下，患者取坐位或俯卧位，操作者先用热毛巾擦洗患者被刮部位的皮肤，然后均匀地涂上刮痧介质，最后操作者持刮痧工具，在需要刮拭的部位进行刮拭，直到刮出出血点为止。

间接刮法是指先在患者将要刮拭的部位放一层薄布，再用刮痧工具在布上刮拭。间接刮法可以保护皮肤，适用于儿童及年老体弱、高热、中枢神经系统感染、抽搐等患者。操作时，操作者先用热毛巾擦洗患者需要刮拭部位的皮肤，并均匀地涂上刮痧介质，再在患者的刮痧部位放上干净的薄布或手绢，最后右手持刮痧工具，在手绢或薄布上朝一个方向快速刮拭，每处可刮拭20~40次。一般刮10次左右，掀开手绢或薄布检查一下，一旦皮肤呈现暗紫色即

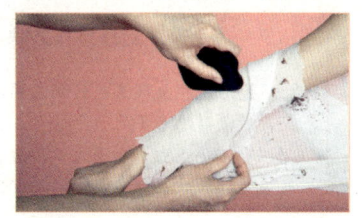

间接刮痧法

可停止刮拭，再换另一处继续刮拭。如果患者闭眼不睁、轻度昏迷或高热不退，可加刮两手心、两足心及第七颈椎上下左右四处，每处加刮50次左右即可。

挑痧法

挑痧法也称挑痧疗法，是指用针刺挑病人体表的一定部位，以达到治疗疾病的方法，通常用于治疗暗痧、宿痧、郁痧、闷痧等病症。操作时，先用酒精棉球消毒针具和要被挑刺的部位；然后在挑刺的部位上，用左手捏起皮肉，右手持针，对准皮下有青筋的地方，轻快地刺入并向外挑，挑破皮肤0.2～0.3厘米后，再深入皮下，挑断皮下白色纤维组织或青筋。每个部位挑3下后，随即用双手挤出暗紫色的瘀血，反复5～6次；最后用消毒棉球擦净瘀血，敷上纱布，最好用胶布固定。

放痧法

放痧法又称刺络疗法或刺血疗法，它与挑痧法基本相似，但此法刺激性更强烈，多用于发热患者及重症急救。本法主要用于治疗各种重症痧病和痧毒瘀积阻滞经脉的病症。其操作方法是用消毒好的三棱针、皮肤针等快速点刺皮肤血脉，放出毒瘀以治疗疾病。

通常情况下，本法可分为速刺法与缓刺法。速刺法是操作者迅速地刺入0.2～0.3厘米深，然后挤出少量暗血，主要用于人中、金津、玉液等穴位。缓刺法是操作者缓缓刺入0.2～0.3厘米深，然后缓缓退出，挤出少量暗血，适用于肘窝、腘窝及头面等部位。

国医小课堂

刮痧操作方法的注意事项

挑痧法和放痧法在针刺前要用酒精棉球局部消毒，以防感染；针刺时患者不可过于紧张，出血也不可过多，放血后治疗部位要按压止血，对于过饥、过饱及出血后不易止血的患者一般应禁针；对于血虚、低血压患者及孕妇均应慎用。

放痧法具有清泄痧毒、通脉开窍、急救复苏等功效。通过放痧，可使血流加速，瘀血和痧毒从血液里被放出，病情会迅速好转，并恢复正常。

徒手操作

徒手操作主要包括揪痧法、扯痧法、挤痧法、拍痧法、点揉法等。

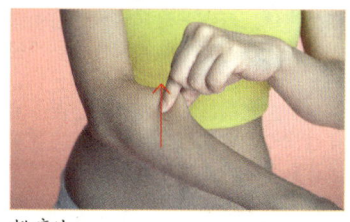

□揪痧法

揪痧法的具体方法如下：操作者五指屈曲，用食、中指的第二指节对准揪痧部位（也可用拇指、食指对捏揪痧部位），把皮肤与肌肉挟起，然后瞬间用力向外滑动再松开，这样一挟一放，反复进行，并连连发出"叭叭"的声响。同一部位可连续操作6～7遍，至被挟起部位的皮肤出现痧痕为宜。

揪痧法

□扯痧法

扯痧法是指操作者用大拇指与食指用力扯提患者需要扯痧的部位，使小血管破裂，至出现暗紫色的痧点为止的手法。其主要应用部位有头部、颈项、背部及面部的太阳穴和印堂穴等。

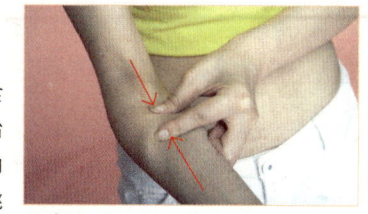

□挤痧法

挤痧法指的是操作者用两手食指、拇指或单手食指、拇指，在治疗部位用力挤压，至出现紫红色的痧斑为止。此法也可与放痧法、挑痧法配合使用，效果更好。

挤痧法

□拍痧法

拍痧法是指用虚掌拍打或用刮痧板拍打体表需要治疗的部位，适用于痛痒、胀麻的部位。进行拍痧时，首先手持刮痧板，蘸上润滑剂，然后在患者体表的特定部位进行拍打，至皮下出现痧痕为止。拍痧时要求用力均匀，一般采用腕力，同时要根据患者病情和反应调整拍动的力度。

点揉法

点揉法是指用手指在人体需要治疗的部位或穴位上进行点压，同时做画圈或旋转式的揉动，此法主要用于头面部、腹部、肢体关节部及手足部等。操作时，操作者用拇指、食指、中指指端按压在施治穴位或部位上，用力施压在人体皮肤和穴位上，由轻到重，动作要灵活，持续3～5分钟，以患者感觉酸胀和皮肤微红为度。点揉法常与刮痧法配合使用，一方面可以弥补刮痧疗法的不足，另一方面可起到增强疗效的作用。

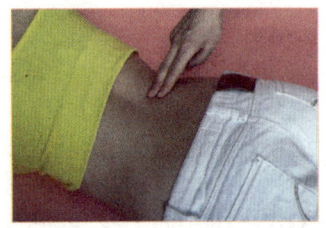

点揉法

国医小课堂

刮痧的补泻手法

刮痧可以分为补法、泻法和平补平泻法。

补法、泻法、平补平泻法是根据刮痧的力度和速度来区分的。一般来说，补法的刮拭力度小，速度慢，能激发人体的正气，舒缓血气。此法多用于年老体弱、久病重病的患者。泻法的刮拭力度大，速度快，能疏泄病邪、去火平气。此法多用于年轻体壮的人或急病患者。平补平泻法则介于补法和泻法之间。不同手法的运用要根据患者的病情和体质进行。

通常情况下，刮痧补泻手法的应用要由机体的状态、穴位的特性等因素决定，其中机体的状态是手法运用的首要决定因素，同时，穴位的选择也会对刮痧效果产生影响。如刮拭足三里、关元穴，可以补虚；刮拭肩井、曲池穴，可以泻实。

第五节 拔罐的操作方法

拔罐的操作方法，是指待罐体吸附于皮肤之后，根据患者体质和病情的需要，对于特定皮肤部位采取不同的操作手法，以改变罐体对机体部位的刺激力度和范围，从而收到养生保健、强身祛病的功效。拔罐的方法多种多样，按照排出罐内的空气介质，可分为火罐法、水罐法、抽气罐法等；按照拔罐的方式，可以分为走罐法、闪罐法、留罐法、刺络拔罐法、药罐法等。治疗时可以根据病情选择拔罐的具体方法。

按排出罐内的空气介质分类

□ 火罐法

火罐法又叫拔火罐，是拔罐操作方法中较为常见的一种，其利用燃烧时火焰的热力排出罐内的空气，从而形成负压，然后将罐吸附在皮肤上。其中常用的排气方法有闪火法、投火法、贴棉法、架火法、滴酒法等。

◎闪火法

本法特别经济实用，深受患者喜爱。一般先用稍粗的铁丝，一头缠绕石棉绳或线带，做好酒精棒。用酒精棒蘸取95%的酒精，用酒精灯或蜡烛燃着，将带有火焰的

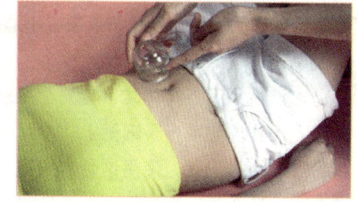

闪火法是一种常用的拔罐方法

酒精棒一头，往罐底一闪，使罐内产生负压，马上撤出，并且迅速将火罐扣在拔罐的部位上，即可吸住。此种方法罐内无燃烧物，可避免烫伤，且适用于各种体位。所以，闪火法是常用的一种拔罐方法。

◎投火法

本法适用于侧面横拔部位。操作者首先将酒精棉球或纸片点燃，燃着后投入罐内，趁火力达到最旺时，迅速将火罐扣在拔罐的部位上，随即就可吸住。这种方法吸附力很强，但由于罐内有燃烧物质，火球一旦落下很容易烫伤皮肤。通常情况下，为了避免烫伤，应将薄纸卷成纸卷、纸条，燃烧到1/3时投入罐里，将火罐迅速扣在选定的治疗部位上。

投火时，不论使用纸卷，还是纸条，都必须高出罐口3厘米，这样等到燃烧3厘米左右后，纸卷和纸条仍能斜立罐内一边，火焰便不会烧伤皮肤。另外，初学者最好在患者拔罐部位涂点水，让其吸收热量，以保护皮肤。

◎贴棉法

本法适用于侧面横拔部位。首先取用0.5～1厘米长的脱脂棉一小块，将其四周拉薄，然后蘸取少量酒精，将脱脂棉压平贴在罐内壁中下段或罐底，最后用火柴点燃，将罐子迅速扣在选定的部位上就可以了。该法操作比较简单，但用此法需要注意棉花蘸取酒精不宜过多，否则燃烧的乙醇滴下，容易烫伤皮肤。

◎架火法

本法适用于仰卧、俯卧姿态，施用于大面积部位和四肢肌肉的平坦处。首先，准备一个不易燃烧且能传热的块状物，直径2～3厘米，如瓶盖、小酒盅等(其直径要小于罐口)，放在拔罐的部位上，然后在上面放置一小块酒精棉球，点燃后将罐子扣上就可以了。这种方法的吸附力也较强，但操作时要注意避免将瓶盖或小酒盅打翻，以防皮肤烫伤。

◎滴酒法

本法适用于各种体位。首先，在火罐内滴入1～3滴酒精，将罐子转动一周，使其均匀地布于罐壁上。然后，点燃罐内的酒精，并且迅速将罐子扣在拔罐的部位上。使用这种方法时，一定要注意滴入的酒精应适量，如过少则不易燃着，若过多往往会滴下灼伤皮肤。

□水罐法

水罐法是利用热水使罐内温度升高，形成负压，从而使罐吸附在皮肤上的拔罐治疗方法。根据用水的方式不同，该法可以分为贮水罐、水煮罐和水蒸气罐。贮水罐可采用火罐罐具或抽气罐罐具，水煮罐或水蒸气罐宜用竹制罐具。水罐法常与走罐法、药罐法等配合使用。水罐罐具的操作方法一般分水煮法和蒸气法。

◎水煮法

首先，将竹罐放在沸水中煮1～3分钟，然后用消毒筷子或镊子将罐口朝下夹出，口向下把水甩干净，迅速投入另一手所持的毛巾中，把水吸干，立即扣在需要治疗的部位上，即可吸附于皮肤上。扣罐之后，要把竹罐扣压在皮肤上约半分钟，待其吸牢。

◎蒸气法

蒸气法就是利用水蒸气熏蒸竹罐，将其内部气体排出的方法。首先，要先将水壶内的水煮沸，水最好不要太多，通常不宜超过半壶。同时在壶嘴处用硬质橡胶管连接，使水蒸气从壶嘴喷出。然后用竹罐口对准喷气口1～2分钟，随即扣在需要治疗的部位上，用手扣压半分钟，待其吸牢即可。本法操作既简便又安全，但在使用时要注意不能使罐口在喷气口待太久，以免因温度过高而烫伤皮肤。

□抽气罐法

抽气罐法是指直接抽出罐内空气，使罐内形成负压的拔罐方法。操作时，先将罐紧扣在需要治疗的穴位上，将注射器从橡皮塞处刺入罐内，抽出罐内的空气，产生负压，从而使抽气罐吸附在皮肤上。也可以用橡皮囊排气罐，只要将罐安放在需要吸拔的部位上，并用手握紧装在罐子上的橡皮囊，排出囊内空气，然后松手，使罐内空气吸入囊内，便能将罐子牢牢吸附在皮肤上。该法多以留罐方式为主，一般留罐时间宜控制在10～15分钟。该法的优点是可以避免烫伤，操作方法便于掌握，负压的大小可以自行调整。

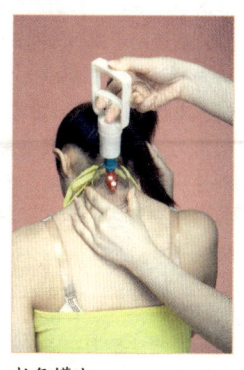

抽气罐法

抽气罐法常与水罐、刺络罐、药罐等拔罐法配合应用，治疗效果显著。利用抽气罐法治疗一定要按照操作步骤认真进行，否则很容易失去疗效。

按拔罐的方式分类

走罐法

走罐法通常又称为推罐法、拉罐法、行罐法，是指在罐吸附于皮肤之后，在皮肤上涂有介质而且光滑的条件下反复推拉移动罐具，以扩大施治面积的拔罐方法。走罐法所用罐具的罐口必须十分光滑，同时在操作前要先在所拔部位的皮肤或罐口上，涂上一层凡士林、润滑油等介质，以免拉伤皮肤。另外，走罐法宜选用质地较好的玻璃罐，以方便推拉。为了提高疗效，走罐法常与水罐、针罐、药罐等拔罐法配合应用。

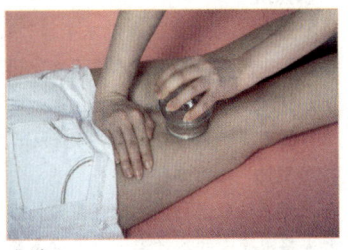

走罐法

刺络罐法

刺络罐法是指用三棱针或梅花针等针头刺破穴位或患病表皮皮肤显露的小血管，当其出血后，立刻拔罐，也可采用先拔罐后刺血的方式。这种方法常用于发病时间较短，病情较重且顽固的病症。常用的刺络罐方式有先针后罐、先罐后针、针罐行针、行罐针罐、浅刺留罐、深针走罐、挑罐、皮肤针罐、火针罐等。

为了防止意外或突发事故，本法不适用于心脏衰竭、恶性肿瘤、活动性肺结核、精神病、出血性疾患、急性传染病等患者及年老体弱者和孕妇，同时还要注意，取罐后，要用消毒棉球擦净血渍，罐内血块也要清洗干净。

药罐法

药罐法是指在拔罐前或拔罐后配合外用药物的一种拔罐方法。根据用药途径的不同，该法可分为药煮罐法、药蒸气罐法、药酒火罐法、贮药罐法、涂药罐法、药面垫罐法及药走罐法等。本法根据实际需要，可以选用不同的排气方法及罐具，也可与刺络罐、走罐、火罐等拔罐法配合运用。

第六节 刮痧的操作步骤

1.刮痧前，操作者要和患者进行交流沟通，向患者介绍刮痧的基本常识，以消除其紧张恐惧等情绪。还要事先做好安抚工作，以取得患者的信任和配合。这些对刮痧操作有着重要作用。

2.准备好刮痧所需要的工具和用品。通常情况下，刮痧要选择边缘光滑、边角钝圆、薄厚适中的刮痧板。应仔细检查其边缘有无裂纹及粗糙处，以免伤及患者皮肤。在条件允许的情况下，可做到一人一板，以避免交叉感染。

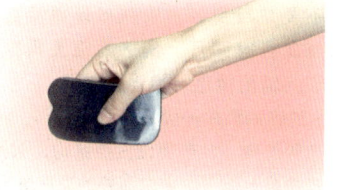

刮痧时要选择边缘光滑、边角钝圆、薄厚适中的刮痧板

3.刮痧操作者要做好个人消毒和清洁工作。用香皂清洁或用医用酒精消毒，并检查自己的指甲是否过长，以避免刮伤患者皮肤。同时，要想取得满意的治疗效果，刮痧操作者还要准确地掌握治疗部位各个反射区的位置，以便刮痧的顺利完成。

4.让患者自己选择一个合适的刮痧体位，并使患者和操作者的位置能相互配合，便于刮痧操作的进行。一般来说，刮痧适宜选取坐位，要用有靠背的椅子。对于腰背部的刮痧，男士要面向椅背骑坐，女士要侧坐，使其身体有所依靠；对于胸腹部的刮痧、上肢及下肢前侧的刮痧操作，就要取正坐位；如果是刮下肢后侧，就要采取双手扶靠椅背的站立姿势；对于病情严重或体力衰弱的虚证病人可采取卧位，也可根据刮拭部位的需要取仰卧、俯卧或侧卧位。同时，在刮痧前，要使患者充分暴露其施治部位，保持肌肉放松，这样有利于进行刮痧操作。

5.涂抹刮痧润滑剂。患者暴露需要刮拭的部位，操作者可在刮拭的经络穴位处涂上刮痧润滑剂。使用活血润肤脂时，可从管中挤出少量，涂抹在被刮拭部位，用刮痧板涂匀即可。如果直接使用刮痧润滑剂，应使刮痧润滑剂从小孔中自行缓慢滴出，注意用量不要过多。在挤压润滑剂时，不要太用力，以免刮痧润滑剂过多，不利于刮拭，而且还会弄脏衣物。

6.刮拭时要注意，先用刮痧板边缘将滴在皮肤上的刮痧润滑剂自下向上涂匀，再用刮板薄面约3厘米宽的边缘，沿经络部位自上向下，或由内向外多次向同一方向刮拭。千万注意不要来回刮，当皮肤出现微紫红或紫黑色的瘀血点时即可。刮痧力度要根据患者的体质和病情酌情进行增强或减弱。

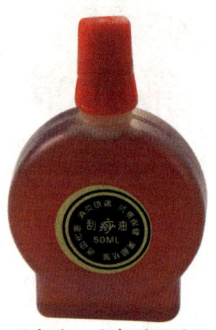

刮痧前，要在刮拭的经络穴位处涂刮痧油

7.刮痧的顺序一般是先刮头颈部、背部，再刮胸腹部，最后刮拭四肢和关节等部位，关节部位按照结构，采用点揉和挤压的方法。刮拭的方向一般是按自上而下、由内而外的顺序进行刮拭。

8.刮痧完毕之后，要擦干患者身上的水渍和油渍，并嘱咐患者穿好衣服、适当休息，并且补充一些糖水或白开水，使患者身心得到彻底的治疗和放松。

国医小课堂

要注意刮痧的力度和步骤

刮痧是深受群众喜爱的一种治疗方法。刮痧之后，患者常感到局部或周身轻松、舒适，胸腹开畅，不良症状消失。但要注意的是，每次刮拭开始至结束力量要均匀一致。同时，不少人在刮痧时，不注意刮痧治疗的步骤，总以为刮的时间越长效果越好。其实不然，刮痧的时间以10~20分钟为宜，具体操作时还要注意患者的病情和体质。

第七节 刮痧的常用体位和部位

刮痧操作前,应该让患者选好刮痧体位,以便刮痧的顺利进行。刮痧体位的选择既要充分暴露刮痧的部位,同时又要让患者感觉舒适。常见的刮痧体位有俯卧位、侧卧位、仰卧位、俯坐位。

俯卧位

患者俯卧于床上,两臂顺平摆于身体两侧,颌下垫一薄枕。采用俯卧位,有利于背部、腰部、臀部、双下肢后侧、颈部等处的刮痧。

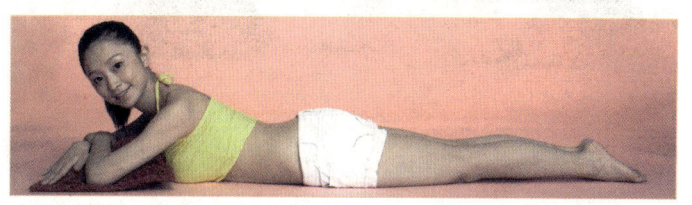

俯卧位

侧卧位

患者侧卧于床上,同侧的下肢屈曲,对侧的腿自然伸直(如取左侧卧

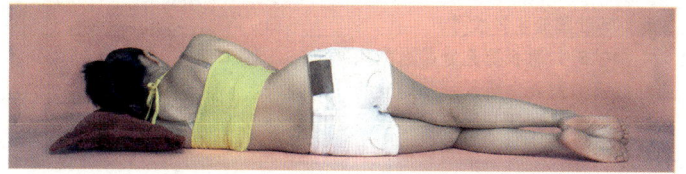

侧卧位

位，则左侧腿屈曲、右侧腿自然伸直），双上肢屈曲放于身体的前侧，此体位有利于刮拭肩、臂、下肢外侧等部位。

仰卧位

让患者自然平躺于床上，双上肢平摆于身体两侧。采用仰卧位，有利于刮拭胸、腹、双侧上肢、双下肢前侧及头面部和胁肋部等处。此外，也可以背面而卧，或头转向一侧或向下，下垫枕头，上肢自然置于躯干两旁，肌肉放松，呼吸自然，暴露背部、下肢，此刮痧体位有利于刮拭腰背、脊椎两侧及下肢后侧等部位。

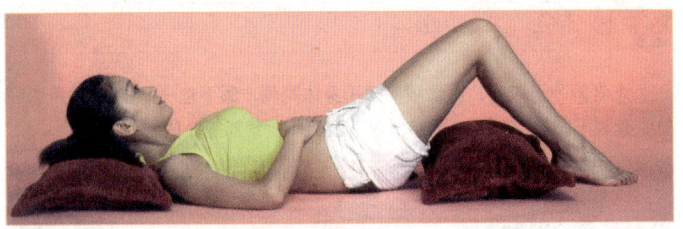

仰卧位

俯坐位

患者倒骑于带靠背的椅子或木凳上，双上肢自然重叠，抱于椅背上，暴露后颈及背部。

此体位有利于刮拭颈、肩、背、双上肢和双下肢等处，更便于操作者刮拭颈后或背部等凹陷处及脊椎两旁。

刮拭时，患者要充分暴露刮痧部位，如刮拭颈部需要先暴露颈部的皮肤、刮拭腰部需要先暴露腰部的皮肤，然后在相应的部位上涂沫润滑剂或活血剂，最后再进行刮拭。

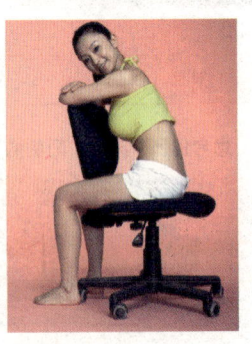

俯坐位

第八节 拔罐的常用体位和部位

常用的拔罐体位

拔罐时应根据不同部位的疾病来选择不同的体位，拔罐体位的正确与否，会直接关系到拔罐的治疗效果。正确的体位应该使患者感到舒适，并能充分暴露治疗部位。同时要使患者易于持久保持拔罐需要的姿势，便于上罐操作。一般情况下，每次拔罐治疗时间以10～30分钟为宜，时间虽不长，但要求患者相对保持某种姿势，不能大范围活动，否则易发生漏气掉罐的现象。常见的拔罐体位以下几种：

□俯卧位

患者俯卧于床上，两臂顺平地摆于身体两侧，颌下垫一薄枕。采用俯卧位，有利于拔治背部、腰部、臀部、双下肢后侧、颈部等处。

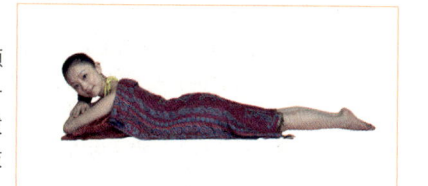

俯卧位

□侧卧位

患者侧卧于床上，同侧的下肢屈曲，对侧的腿自然伸直（如取左侧卧位，则左侧腿屈曲、右侧腿自然伸直），双上肢屈曲放于身体的前侧。此体位有利于拔治肩、臂、下肢外侧等部位的病症。

□仰卧位

让患者自然平躺于床上，双上肢平摆于身体两侧。采用仰卧位，有利于拔治胸、腹、双侧上肢、双下肢前侧

仰卧位

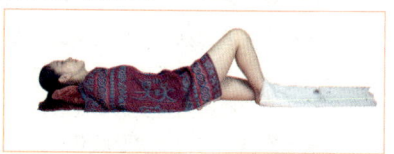

及头面部和胁肋部等处的病症。此外,也可以背面而卧,头转向一侧或向下,下垫枕头,上肢自然置于躯干两旁,肌肉放松,呼吸自然,充分暴露背部、下肢,有利于吸拔腰背、脊椎两侧及下肢后侧等部位。

坐位

患者倒骑于带靠背的椅子或木凳上,双上肢自然重叠,抱于椅背上,暴露后颈及背部。此体位有利于吸拔颈、肩、背、双上肢和双下肢等处。

选择正确的拔罐部位

拔罐常用于治疗腰背痛、颈肩痛、风湿痛、落枕、感冒、消化不良、失眠和更年期综合征等症状。拔罐时,除了注意体位外,还要选择正确的拔罐部位。一般来说,疼痛的局部部位往往就是风邪湿毒的所在。所以,在局部拔罐可起到拔除病理产物的作用,让患者感觉疗效显著,身心受益。

就近拔罐

此法是在患者发病的病痛之处拔罐治疗。通常情况下,病痛之处就是邪毒聚集的地方,内在的邪毒使经络功能失调,导致气血不通、筋脉阻滞,从而产生病症。因此,在病痛处拔罐,可以调整经络功能,使经气通畅,通则不痛,从而达到治疗疾病的目的。

远端拔罐

此法是在远离病痛的地方进行拔罐。选择远端部位进行拔罐治疗,是以经络循行为依据,刺激经过病变部位经络的远端或疼痛所属内脏的经络的远端,从而达到调整气血、疏通经脉、治疗疾病的目的。

特殊部位拔罐

在人体上某些特殊穴位进行拔罐具有显著的治疗效果和作用,所以可以根据病变特点来选择吸拔部位。例如,大椎、曲池、外关等穴位有退热除病的功效,因此在治疗发热病症时,可以在大椎、曲池、外关等特效穴位进行拔罐操作;内关穴对心脏有双向调节作用,如心跳过缓或过急,都可以选择内关穴进行治疗,以收到良好的治疗效果。

第九节 刮痧的禁忌和注意事项

刮痧的禁忌

刮痧虽然广泛应用于各种疾病,受到广大患者的青睐,但是在治疗疾病方面,它仍然存在局限和禁忌,了解刮痧的禁忌和日常注意事项,对于正确进行刮痧具有重大意义。常见的刮痧禁忌有以下几条。

◎有重度心脏病、急性传染疾病的患者,在救助的时候,尽量送去医院进行紧急观察治疗。如果确实在无条件施救的情况下,可用本法救急,以争取更多的时间和治疗机会。

◎有经常性出血、皮肤层较薄的患者,如血小板减少、白血病等病症禁用刮痧治疗。

◎有传染性皮肤病,如疖肿、痈疮、溃烂、性传染性皮肤病及皮肤有不明原因包块的患者,忌用刮痧法直接在病痛部位刮拭。

◎年老体弱者、体质较差者、妊娠女性的腹部、女性的面部,忌大面积强力刮拭。

◎对于孕妇,忌刮下腹部及三阴交、足三里等穴位。同时,如果给孕妇进行刮痧治疗,一定要注意力度,宜轻不宜重。

◎禁止在患者空腹、过饥、过饱的情况下施行刮痧,以免造成患者身体不适或晕厥。

◎对刮痧极度紧张和恐惧,并且在医师的指导下也不能调整心理的患者,忌用刮痧法进行治疗。

◎婴幼儿皮肤娇嫩,即使间接刮痧,用力也要轻巧,不可用力过猛。

刮痧的注意事项

◎刮痧操作的环境要良好,室内要宽敞明亮,空气流通新鲜,注意保暖,注意避风，夏季最好不要在空调和有风的地方刮痧，勿使病人感受风寒外邪，导致病情加重。因刮痧时皮肤毛孔开放，如遇风寒邪气可直接入里，不但影响疗效，还有可能引发新的疾病。

◎刮痧用具一定要注意清洁消毒，防止交叉感染。检查刮痧工具，避免不光滑的用具划伤皮肤。操作者也要进行个人卫生清理，双手保持干净。患者要充分暴露刮痧部位，并对刮痧部位进行消毒。

◎刮痧时，患者要选择自然舒适的体位。操作者还要适时变换患者体位，避免患者因疲劳而中断治疗。一旦患者感到疲劳，可让其做完一种体位刮痧后，休息数分钟再进行刮拭。

◎刮痧的力度要适当，不能过轻过重，要根据患者的体质和病情调节刮痧的力度。掌握手法轻重，按顺序刮拭，治疗时应用刮痧介质，以免损伤皮肤。

◎刮痧的时间要根据情况掌握得当，不可片面追求皮肤表面出痧而延长刮痧时间或加重刺激手法。要知道是否出痧不是治疗的目的所在，同时患者的体质不同，出痧的情况也各不相同。

◎刮痧过程中，如果患者出现晕厥、面色发白、心慌、四肢发冷、恶心、呕吐等症状，应立即停止刮痧，让患者平卧休息，补充适量的糖水或姜汤水，症状会很快消失。如不能缓解，可以刮拭百会、内关、涌泉等穴位进行急救。

◎刮痧后，患者需休息片刻，适量饮用温开水或姜汤水。要在3小时后，皮肤毛孔闭合并恢复原状后，才可洗浴。治疗期间注意不能急躁动怒、忧思沉郁，并忌食生冷、油腻、荤腥食物。如果经过正确的刮拭治疗之后，病情并无好转反而加重，应去医院做进一步检查和治疗。

◎刮痧的间隔时间不宜过短，不宜每天都进行刮拭。前一次刮痧部位的痧斑未退之前，不宜在原处进行再次刮拭。

◎如果是在足部刮痧，最好在刮痧前，用温热中药汤或温水泡脚，使足部温暖，一般浸泡15分钟左右，以促进足部血液循环，畅通经络。此时再进行刮痧按摩，效果会更好。

足部刮痧前，最好先用温水泡脚，再进行刮痧按摩

第十节　拔罐的禁忌和注意事项

拔罐的禁忌

◎重度心脏病、全身性水肿、血友病、咯血、白血病、发热、全身剧烈抽搐或痉挛、高度神经质、肺结核等患者禁用拔罐疗法。
◎女性月经期、妊娠期禁止拔罐，孕妇的腰骶部和腹部也应禁用或慎用拔罐疗法。
◎醉酒、过度疲劳、空腹、过饱、皮肤病患者，以及吸拔部位有静脉曲张、癌变、皮肤破损、溃疡或外伤骨折等患者禁用拔罐疗法。
◎年老体弱、身体不适、极度恐慌紧张等患者禁用拔罐疗法。

拔罐的注意事项

◎拔罐治疗时，室内须保持温暖，避开风口。拔罐的基本手法要求是稳、准、快，吸拔力的大小与扣罐的时机、速度、罐具大小、罐内温度等因素有关。
◎拔罐之前，要准确选好施治的部位。拔罐部位以肌肉丰满，皮下脂肪组织丰富及毛发较少部位为宜。而血管浅显处、皮肤细嫩处、溃疡瘢痕处和鼻、眼等处，以及皮肤松弛、有较大皱纹处，均不宜拔罐。
◎拔罐过程中要时刻观察和询问患者的感觉和情况，注意患者的局部和全身反应。当患者出现头晕、恶心、面色苍白、四肢发冷、呼吸急促、脉细数等症状时，应及时取下罐具，让患者平卧，使其头低脚高，并适量地补充温开水，静卧片刻便可恢复正常。
◎拔罐时，要叮嘱患者不要移动体位，以免罐具脱落造成烫伤碰伤。拔罐数目较多者，每次施罐的距离不宜太近，以免罐具牵拉皮肤而产生疼痛或因拔罐部位重叠导致皮肤破损，甚至出现罐具互相挤压而脱落的状况。

第二章 刮痧、拔罐祛百病

刮痧和拔罐简单易学、安全实用、疗效显著。如果每个家庭都具备了刮痧和拔罐这两个手到病除的"家庭医生",不仅能解除病痛、强身健体,还能节省不少医药费。所以,了解和学习一些刮痧和拔罐的常识是非常必要的。

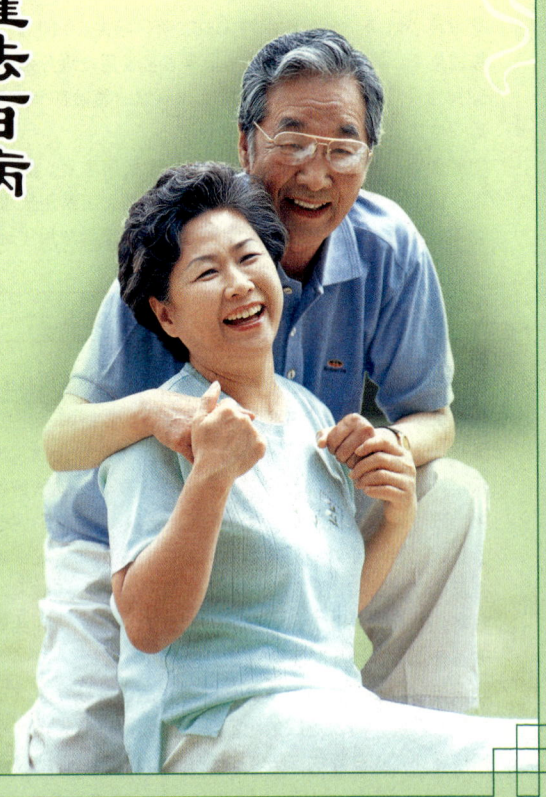

第一节　感冒

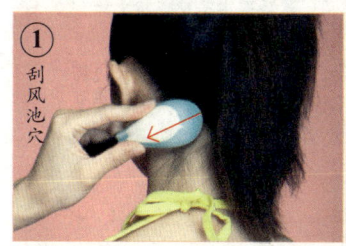

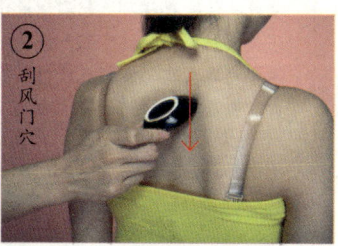

感冒是由病毒引起的上呼吸道感染，一年四季均可发生，以春、冬多见。其主要症状有头痛、鼻塞、流涕、咽痛、发热、全身酸痛、怕冷等。

感冒易在气候骤变时发生，如遭受寒冷、淋雨、自然天气变化等均可诱发。本病归属于中医的"伤风""感冒"范畴。中医根据人体感受的邪气的不同，将感冒分为风寒、风热两种类型。风寒主要表现为寒气重、发热轻、流鼻涕；风热则表现为发热重、咽痛、汗出、口渴等。不管哪个年龄段的人，一旦免疫力低下，均易患感冒。如发现感冒应及时治疗，否则会诱发其他疾病，如气管炎、肺炎、心肌炎等。

刮痧疗法

【刮痧配穴】

风池、风门、印堂、太阳、足三里、外关、合谷等穴。

【刮痧操作】

首先刮拭风池、风门等穴位所在的部位，风门位于督脉上，督脉掌管着一身阳经，有助于疏通其他经脉。再刮胸部，最后刮上肢。同时可用平补平泻法刮拭足三里，点揉外关、合谷，每日一次，可有效预防感冒（见图①②）。

① 刮风池穴

② 刮风门穴

拔罐疗法

【拔罐配穴】

大椎、风门、列缺、外关、风池、印堂、天突、鱼际、照海等穴。

【拔罐操作】

风寒感冒操作方法：在大椎处进行拔罐操作，留罐5~10分钟起罐。根据患者自觉症状消除程度决定拔罐次数。如病情不减，可在原部位连续拔罐1~2次，直到症状消失为止（见图③）。

流行性感冒操作方法：单纯使用火罐法，留罐10~15分钟，每日1次。其中要根据不同症状进行施罐，如头痛拔风池、印堂穴；声哑拔天突、鱼际、照海穴。

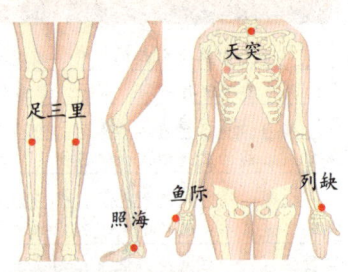

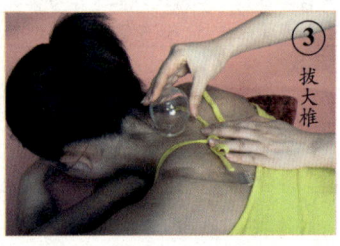

③ 拔大椎

国医小课堂

走罐法治疗感冒

患者取俯卧位或坐位，露出背部，在膀胱经穴沿线上涂抹些凡士林，这样可以起到润滑作用。然后取中号玻璃拔火罐，用投火法把罐吸在背部，沿背上的太阳膀胱经循行线，上、下来回走罐几次，直到皮肤出现紫红色为止。走罐期间，经过肺俞穴时，可把罐稍停留一会儿，最后把罐移到大椎穴上，待其皮肤出现潮红时再取下。每日1次，直到病愈。用以上方法可治疗感冒，但要注意拔罐的时间。

第二节　支气管哮喘

支气管哮喘是一种常见疾病，患者主要受某些致敏性因素的作用，导致气道的敏感性增强，以致气道病变、分泌物增加、黏膜肿胀、气道狭窄，最终出现呼气性通气障碍。其主要症状表现为呼吸困难、缺氧、喘鸣等。严重哮喘患者要及时就医，否则会有生命危险。本病好发于秋冬季节，患者要格外注意。

刮痧疗法

【刮痧配穴】

肺俞、身柱、天突、膻中、中府、天府、尺泽、列缺、太冲等穴。

【刮痧操作】

患者先取仰卧位，后取坐位，背部露出。操作者先刮背部肺俞、身柱，然后刮胸部穴位，最后刮足背部太冲穴。

刮痧的力度应由轻到重，根据患者的病情和体质酌情处理手法力度。

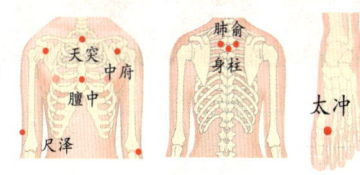

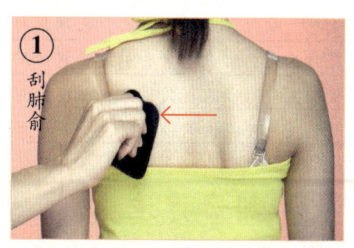

拔罐疗法

【拔罐配穴】

大椎、肺俞、膏肓、定喘、足三里等穴。

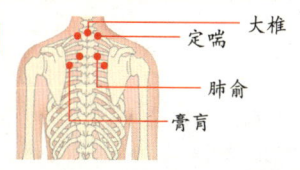

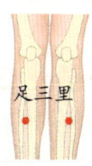

拔罐操作

患者先取俯卧位吸拔背部穴位，而后取仰卧位，事先准备好中、小型玻璃火罐，用浓度为75%的酒精棉球常规消毒穴位皮肤，再用镊子夹浓度为95%的酒精棉球，点燃后在罐内绕1~3圈后抽出，并迅速将罐子扣在足三里穴位对应的部位上，切勿将罐口烧热，以免烫伤皮肤（见图②）。持续5~10分钟，至患者皮肤穴位出现紫红充血为宜。

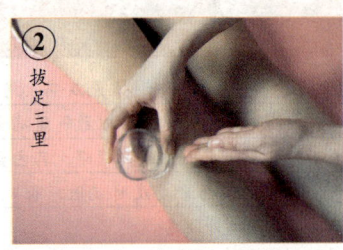

② 拔足三里

第三节　支气管炎

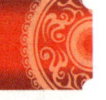

支气管炎由病毒或细菌感染所致，或因为其他刺激及过敏等引起的炎症性疾病。其主要症状是长期咳嗽、鼻塞、头痛、伴有喘息，并且反复发作。支气管炎分为急性和慢性，慢性支气管炎主要症状为咳嗽、咳痰伴有喘息，咳嗽伴胸骨后疼痛，每年发作持续3个月，连续2年或以上，如果不及时治疗，部分患者会引发阻塞性肺气肿、慢性肺源性心脏病。急性支气管炎主要症状表现为咳嗽、咳痰，患者要及时治疗。除用药物治疗外，支气管炎也可以用刮痧、拔罐疗法进行长期治疗。

刮痧疗法

刮痧配穴

大椎、风门、肺俞、身柱、尺泽、肾俞等穴。

刮痧操作

患者先取仰卧位而后取俯卧位或坐位，背部向上。操作者先刮背部肺俞、

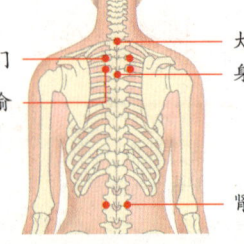

风门、身柱、大椎等穴；然后刮胸部（见图①②）。

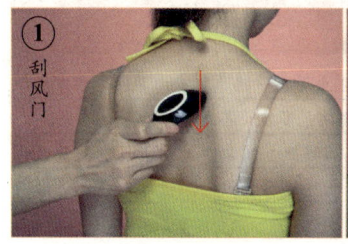

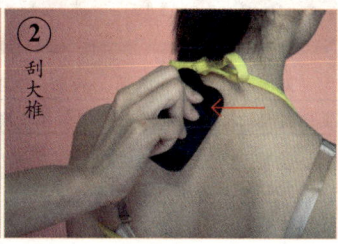

① 刮风门

② 刮大椎

拔罐疗法

【拔罐配穴】

大椎、身柱、大杼、风门、肺俞、膈俞、膏肓、曲池、尺泽、合谷等穴。

【拔罐操作】

取口径4～6厘米的玻璃火罐，将浓度为95%的酒精棉球撕松散贴在罐底，点燃棉球后待罐中空气燃烧将尽，立即将罐扣在选用的治疗部位上，比如颈部、脊柱两侧、上肢的曲池、肩胛上区等（见图③），然后使其与皮肤牢固吸住，一般留罐10～15分钟。每日1次，7次为1个疗程，此法具有促进炎症消退的作用。

操作时，注意不可将罐口烧得过热，点燃黏在罐底的酒精棉球时，一定要避免脱落，防止烫伤皮肤。

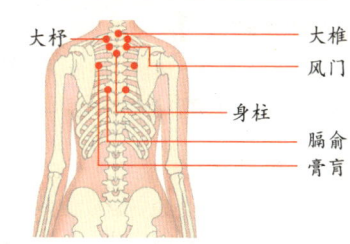

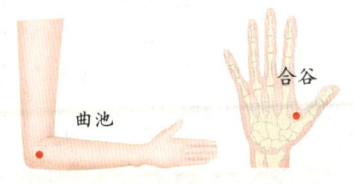

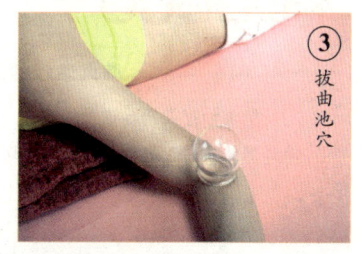

大杼　大椎　风门　身柱　膈俞　膏肓

曲池　合谷

③ 拔曲池穴

第四节　肺炎

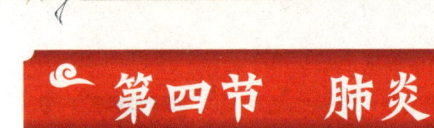

肺炎是由细菌、真菌、病毒、寄生虫等多种病原体或由其他化学或物理变化引起的肺部炎症。一年四季皆可发病，多发于冬春，以青壮年多见。

该病主要症状有起病急骤、寒战、高热、咳嗽、胸痛、气急、呼吸困难、食欲不振、恶心、呕吐等。同时也可能出现心率加快等症状，患者应格外注意。

刮痧疗法

【刮痧配穴】

大椎、身柱、肺俞、心俞、膻中、中府、尺泽、孔最等穴。

【刮痧操作】

患者先取俯卧位而后取仰卧位或坐位。操作者先刮患者背部肺俞、身柱等穴位，然后刮胸部中府和膻中等穴位，最后刮足部及手部的尺泽等穴（见图①）。

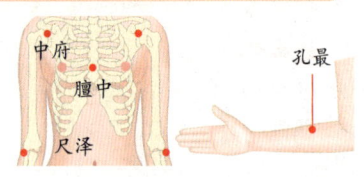

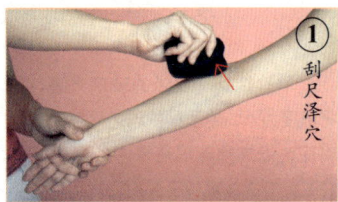

① 刮尺泽穴

国医小课堂

肺炎治疗的注意事项

肺炎治疗期间要注意休息，避免受凉，注意饮食搭配，适当锻炼身体，同时配合中西药物辅助治疗。

拔罐疗法

【拔罐配穴】

大椎、身柱、肺俞等穴。

【拔罐操作】

单纯火罐法1：患者取俯卧位，选用中号玻璃火罐，用闪火法将罐吸拔在大椎、身柱、肺俞等穴位上，留罐10～15分钟，以穴区皮肤呈现紫红为度。每日1次，连续拔3次。

单纯火罐法2：患者取坐位，用闪火法将罐吸拔在相应区域内，留罐10分钟。每日1次，此法具有改善临床症状、促进炎症消退的效应。

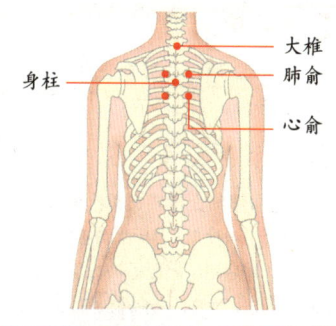

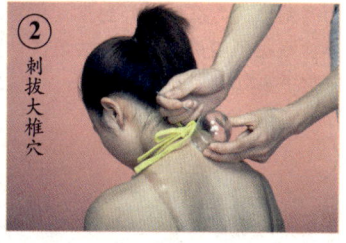

刺络罐法：患者取俯卧位，常规消毒穴位皮肤后，用三棱针点刺或用梅花针刺大椎穴周围皮肤至微出血，然后用闪火法将火罐吸拔在穴位上（见图②），留罐10～15分钟，拔出血1毫升左右，每日1次。

第五节　咳嗽

咳嗽是呼吸道疾病最常见的症状。它是呼吸道黏膜上皮受到物理、化学物质或炎症刺激而产生的一种防卫性反射动作。本病分外感、内伤两大类。外感咳嗽，也称急性咳嗽，除咳嗽这一主要症状外还可有其他病症，若调治失当可转为慢性咳嗽。内伤咳嗽是肺系多种疾病迁延不愈而导致肺脏虚损、气阴两伤的病症，经久难愈，若感受外邪也可急性发作。

刮痧疗法

【 刮痧配穴 】

大椎、风门、肺俞、身柱、膻中、中府、太冲等穴。

【 刮痧操作 】

先刮颈部大椎穴，再刮背部风门、肺俞、身柱穴，然后刮胸部中府、膻中穴，最后刮足背部太冲穴。刮拭方法可用泻法，太冲、肺俞可放痧。

刮痧的力度应由轻到重，具体应根据患者的病情和体质酌情处理手法力度。

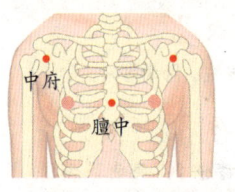

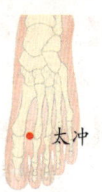

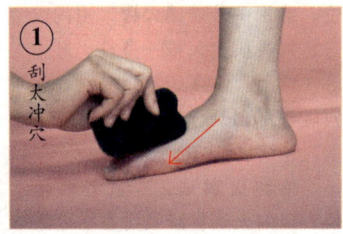

① 刮太冲穴

拔罐疗法

【 拔罐配穴 】

大椎、风门、身柱、肺俞、膏肓、曲垣等穴。

【 拔罐操作 】

患者采用俯坐位或俯卧位，将大小适宜的火罐用闪火法或投火法吸附在身柱对应的部位上（见图②）。留罐10～15分钟，3～4天治疗1次，也可视皮肤反应、患者体质和病情而定，5次为1个疗程。运用此法可以有效地缓解咳嗽引发的各种症状，长期坚持治疗，效果更佳。

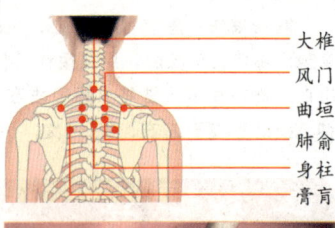

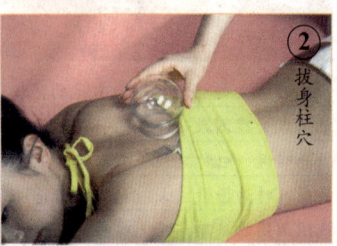

大椎 风门 曲垣 肺俞 身柱 膏肓

② 拔身柱穴

第六节　慢性胃炎

慢性胃炎是以胃黏膜的非特异性慢性炎症为主要病理变化的慢性疾病。根据胃黏膜的病理变化，慢性胃炎可以分为三种类型，分别是浅表性胃炎、萎缩性胃炎、肥厚性胃炎。其主要症状是上腹部疼痛、上腹部不适及胀闷。此病多与不良的饮食习惯，烟酒过度，口腔、鼻腔和咽部的慢性感染有关。

刮痧疗法

【刮痧配穴】

脾俞、胃俞、中脘、章门、气海、足三里、太冲等穴。

【刮痧操作】

患者采用合适的体位，操作者用刮痧板在以上特定穴位处进行刮拭，先刮脾俞、胃俞穴，然后点揉或刮拭中脘、章门、气海、足三里穴（见图①②）。中脘、太冲穴可放痧。

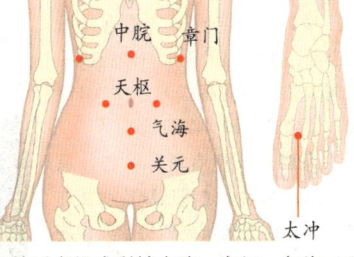

刮痧的力度应由轻到重，同时应根据患者的病情和体质酌情处理手法力度。采用刮痧治疗慢性胃炎应长期坚持，手法应以补法为主。

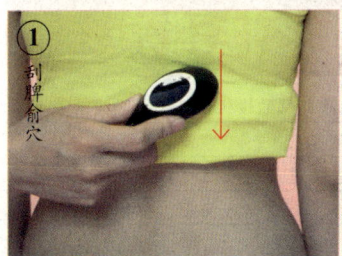

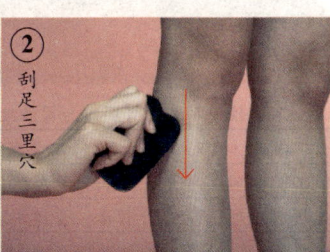

① 刮脾俞穴

② 刮足三里穴

拔罐疗法

【拔罐配穴】

胆俞、肝俞、脾俞、膈俞、胃俞、三焦俞、内关、足三里、大椎、身柱、中脘、天枢、关元等穴。

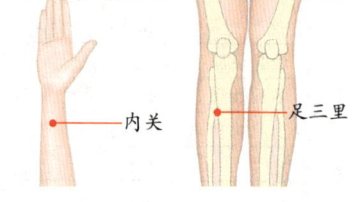

【拔罐操作】

刺络罐法：患者采取俯卧位或坐位，常规消毒穴位皮肤后，先用三棱针点刺身柱等穴位直到微微出血，然后用闪火法将罐吸拔在点刺穴位上（见图③）。每次1组穴，留罐10分钟，隔日1次。

闪罐法：患者取仰卧位，露出腹部，用闪火法将玻璃罐吸拔在穴位上，在上面所说的每个穴位施行闪罐20～30下，拔罐需留在穴位上10分钟。每日1次，在症状缓解后，可以改为隔日1次。

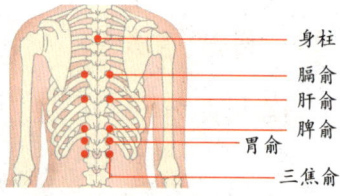

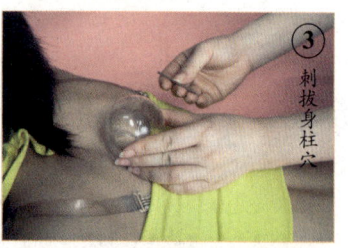

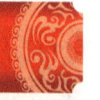

③ 刺拔身柱穴

第七节　消化性溃疡

消化性溃疡是指胃肠道与胃液接触部位的慢性溃疡，主要发生在胃和十二指肠，故又称胃溃疡、十二指肠溃疡。

其病因主要是胃酸和胃蛋白酶分泌过多或幽门螺杆菌感染等。主要症状有反酸、恶心、呕吐、食欲不振、上腹部胀闷等，溃疡出血时会出现黑便。

刮痧疗法

【刮痧配穴】

肝俞、脾俞、胃俞、胃仓、中脘、气海、关元、内关、太冲、梁丘、阳陵泉、足三里等穴。

【刮痧操作】

患者采用合适的体位，操作者用刮痧板进行刮拭，（见图①）先刮肝俞、脾俞、胃俞、胃仓穴，再点揉中脘、气海、关元穴，最后点揉内关、太冲穴，刮足三里、梁丘、阳陵泉穴。其中太冲、足三里为放痧穴。

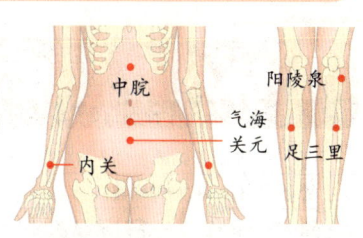

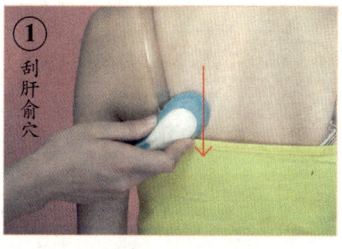

拔罐疗法

【拔罐配穴】

肝俞、脾俞、胃俞、中脘、梁丘、足三里等穴。

【拔罐操作】

单纯火罐法：患者取俯位，采用闪法将罐吸拔在肝俞等穴位上（见图②），留罐10分钟。每日1次，7次为1个疗程。

刺络罐法：患者取坐位，常规消毒穴位皮肤后，先以三棱针点刺

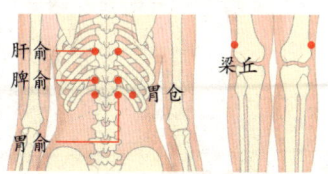

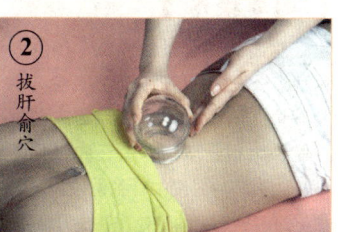

穴位，然后用闪火法将罐吸拔在点刺穴位上，留罐5分钟。每日1次，7次为1个疗程。

第八节　胃下垂

胃下垂指的是站立时胃的位置低于正常位置，即胃的下缘到达盆腔，胃小弯弧线最低点降到髂嵴连线以下。此病常伴有腹胀、上腹部疼痛、食欲不振、消化不良等一系列消化系统症状。

刮痧疗法

刮痧配穴

百会、脾俞、胃俞、中脘、大横、气海、关元、内关等穴。

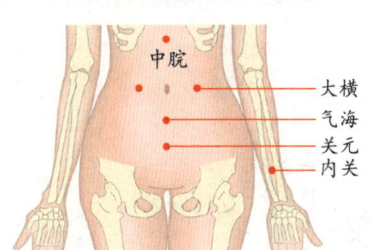

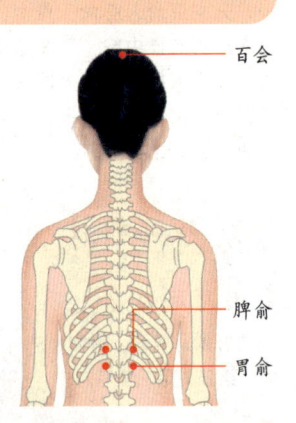

刮痧操作

患者采用合适的体位，操作者用刮痧板进行刮拭。先点揉百会；再刮脾俞、胃俞穴，最后点揉或刮拭中脘、大横、气海、关元穴（见图①）。刮痧的力度由轻到重，具体应根据患者的病情酌情处理手法力度。

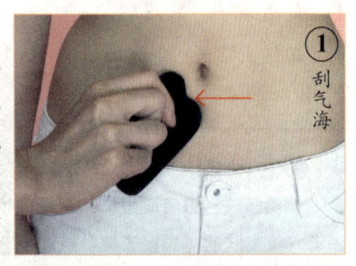

拔罐疗法

【拔罐配穴】

脾俞、胃俞、中脘、气海、百会、天枢穴及胃区等。

【拔罐操作】

抽气罐法：患者取坐位或站位，常规消毒穴位皮肤后，将抽气罐吸拔于胃区上，留罐15分钟，隔日1次，10次为1个疗程（见图②）。

艾灸加抽气罐法：患者取仰卧位，首先用艾条灸百会穴5分钟，灸后将小号抽气罐置于百会穴上，紧贴皮肤，将小号抽气罐中的空气抽出，使罐紧紧吸附于皮肤上，留罐10分钟。每日1次，10次为1个疗程。

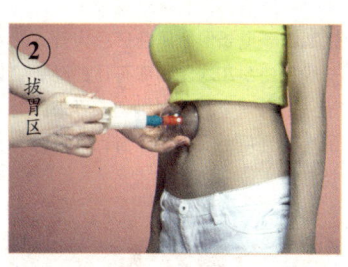

针灸罐法：患者取仰卧位，常规消毒穴位皮肤后，用梅花针针刺上述各穴，得气后留针15分钟。起针后用闪火法迅速将罐吸拔在各穴上，留罐15～20分钟。起罐后再将艾条点燃悬灸各穴，至皮肤红润为止。每日或隔日1次，10次为1个疗程。

第九节　便秘

便秘是指大便次数明显减少或者粪便干燥难解。一般来说，两天以上无排便，则意味着患有便秘。但每个人的排便习惯会有所不同，因此必须根据本人平时排便习惯和排便是否困难等具体情况判断是否便秘。精神因素、饮食规律改变、滥用强泻药等，都是形成便秘的原因。

刮痧疗法

【刮痧配穴】

肺俞、膏肓、神堂、上巨虚等穴。

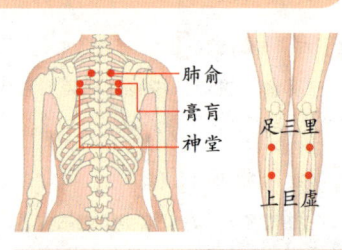

【刮痧操作】

患者取站位或坐位,用浓度75%的乙醇溶液消毒。操作者用清水或植物油将刮痧工具蘸湿,在膏肓穴对应的部位刮抹(见图①),以刮出一道长形紫黑色痧点为宜。一般每处刮20次左右即可,刮时要始终沿着一个方向刮,切不可来回刮,而且用力要均匀适当,不可忽轻忽重。

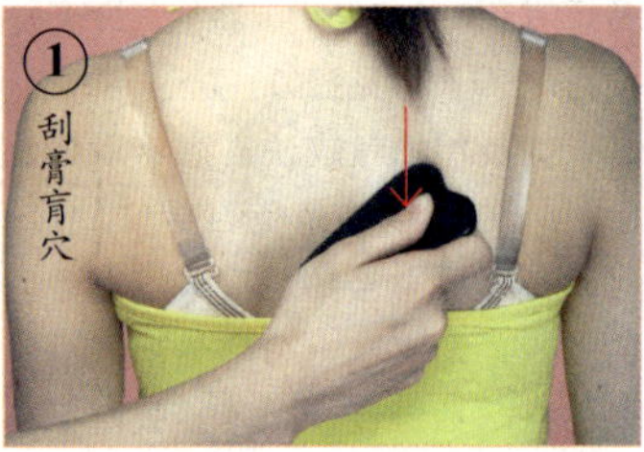

肺俞
膏肓
神堂
足三里
上巨虚

① 刮膏肓穴

拔罐疗法

【拔罐配穴】

天枢、足三里、神阙、脾俞、大肠俞、气海、大巨、支沟等穴。

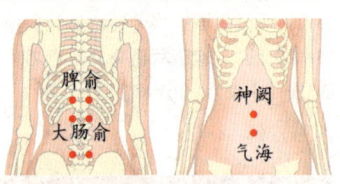

脾俞
大肠俞
神阙
气海

【拔罐操作】

单纯火罐法:患者取合适体位,用闪火法将罐吸拔在神阙穴对应的部位(见图②),留罐10~15分钟,每日1次。

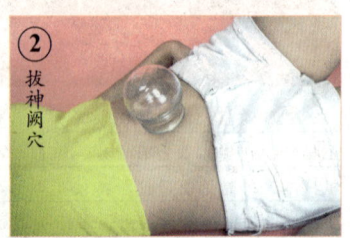

② 拔神阙穴

留针罐法:患者取仰卧位,宽衣露肤。常规消毒穴位皮肤后,先用毫针针刺足三里、脾俞、大肠俞等穴位,待得气后留针,用闪火法将罐吸拔在针刺部位,留罐10~15分钟,每日1次。

艾灸罐法: 患者取仰卧位,先用艾条熏灸上述各穴20~30分钟,然后用闪火法将罐吸拔在熏灸的穴位上,留罐10~20分钟,每日1次。

第十节 细菌性痢疾

细菌性痢疾简称菌痢,是由痢疾杆菌引起的消化道传染疾病。它以结肠化脓性炎症为主要病理改变,是夏秋季比较常见的疾患。这种病症大多是因饮食生冷、不洁瓜果及蔬菜等食物所致。其主要症状为腹痛、腹泻、脓血便等。病程超过2个月者,即称为慢性菌痢。

刮痧疗法

【刮痧配穴】

脾俞、大肠俞、天枢、气海、合谷、上巨虚、下巨虚、二间等。

【刮痧操作】

患者采用合适的体位,操作者用刮痧板或刮痧药匙在特定的穴位上进行刮拭。先刮脾俞、大肠俞穴,然后点揉天枢、气海穴,再刮二间、

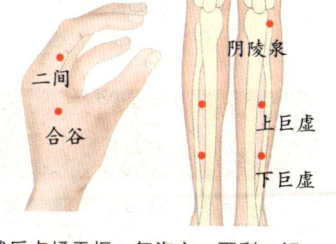

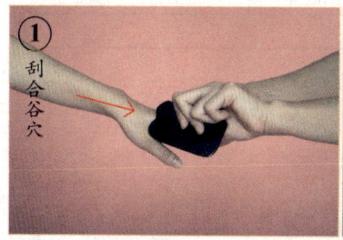

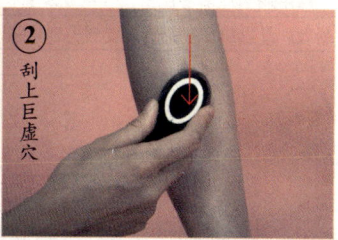

① 刮合谷穴

② 刮上巨虚穴

合谷穴，最后刮阴陵泉、上巨虚、下巨虚穴（见图①②）。力度由轻到重，具体应根据患者的病情和体质酌情处理手法力度。

拔罐疗法

【 拔罐配穴 】

脐中区、前胃下区、左右肠区、气海穴等。

天枢　　脾俞
气海——左侧肠区　　大肠俞

【 拔罐操作 】

患者采用合适的体位，操作者用抽气罐进行拔罐，在左侧肠区、前胃下区、脐中区、气海穴等部位上罐（见图③）。急性痢疾每天上罐2次，缓解后每日1次，5次为一个疗程。慢性痢疾每日上罐1次，症状消失后也应巩固治疗几天。

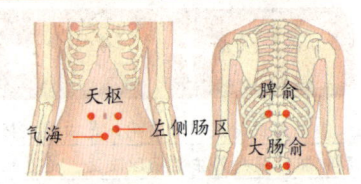

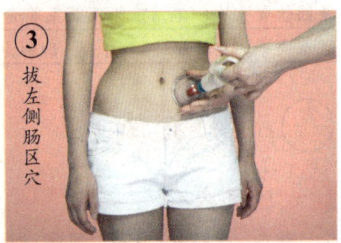

③ 拔左侧肠区穴

第十一节　胆囊炎、胆石症

胆绞痛是胆管系统疾病的常见病症，常发生在胆囊炎、胆石症的急性发作期间。其主要症状有上腹闷胀、食欲不振、嗳气、恶心、呕吐、黄疸等。多由于结石刺激或胆管阻塞，会造成胆囊收缩时胆汁排出受阻而浓缩，其中的胆盐刺激胆囊黏膜会使患者感受到剧烈疼痛。

刮痧疗法

【 刮痧配穴 】

天宗、胆俞、期门、日月、梁门、阳陵泉、光明、丘墟穴及肩胛部、腹小区、小腿外侧等。

刮痧操作

患者采用合适的体位，操作者用刮痧板在以上特定穴位处进行刮拭。病患发作时可以刮天宗、胆俞穴及肩胛部，同时刮期门、日月、梁门穴等对应的部位。缓解期，可刮胆俞、日月穴及腹上区以及阳陵泉、光明、丘墟穴及小腿外侧等部位（见图①）。刮痧操作的力度由轻到重，应根据患者的病情和体质酌情处理手法力度。

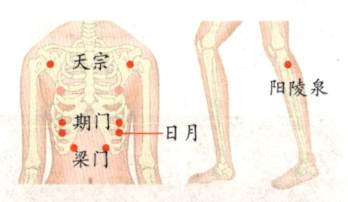

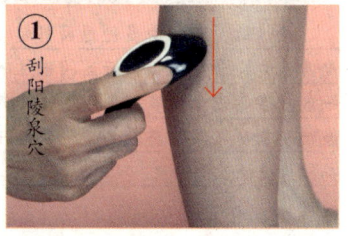

天宗　期门　日月　梁门　阳陵泉

① 刮阳陵泉穴

拔罐疗法

拔罐配穴

天宗、胆俞、膈俞、肾俞、肝俞、胃俞等穴。

拔罐操作

抽气罐法：患者取站位，暴露背部，先将润滑剂涂在膈俞至肾俞段的皮肤上，将罐吸拔在膈俞穴上（见图②），然后进行走罐，以皮肤潮红出现瘀点为宜。或者常规消毒穴位皮肤后，用三棱针挑刺明显的瘀点，再在针挑部位用抽气罐施拔5～6次。隔日1次。

留针罐法：患者取俯卧位，消毒穴位皮肤后，将5厘米长的毫针

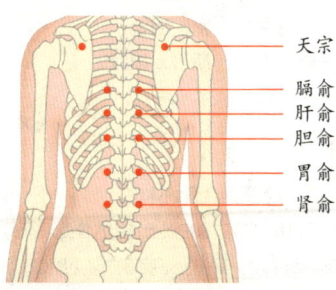

天宗、膈俞、肝俞、胆俞、胃俞、肾俞

② 拔膈俞穴

刺入上述穴位中，得气后留针，用闪火法将中号玻璃火罐扣在留针的穴位上，留罐10～20分钟，每日1次。

第十二节　慢性肝炎

慢性肝炎是指由多种原因引起的肝脏慢性炎症。此病的主要症状是全身乏力、食欲不振、肝区闷胀且隐隐作痛、病情时好时坏等。其病程一般在半年以上，多数是由急性肝炎误诊、误治或由病毒感染、自身免疫功能紊乱及某些药物的作用，使肝炎迁延不愈而导致疾病，最常见的病症为慢性乙型肝炎。

刮痧疗法

【刮痧配穴】

膻中、肝俞、胆俞、脾俞、下脘、期门、阳陵泉、阴陵泉、太冲等穴。

【刮痧操作】

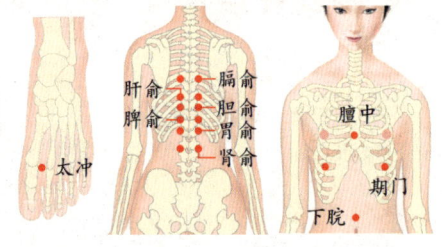

患者采用合适的体位，操作者用刮痧药匙在以上特定穴位处进行刮拭，先刮肝俞、胆俞、脾俞穴（见图①），然后刮膻中、期门、下脘等穴（见图②），再刮阳陵泉穴、阴陵泉穴，最后点揉太冲

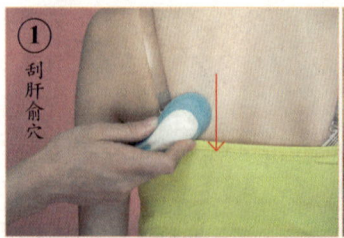

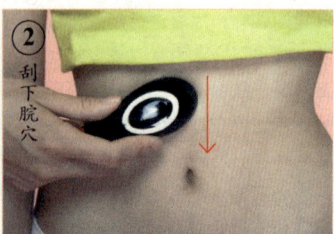

穴。刮痧的力度由轻到重，具体应根据患者的病情和体质酌情处理手法力度。

拔罐疗法

【拔罐配穴】

大椎、肝俞、胃俞、身柱、胆俞、脾俞、膈俞、肾俞等穴。

【拔罐操作】

抽气罐法：患者站立，暴露背部肾俞穴，在肾俞穴部位用抽气罐进行拔罐操作（见图③），力度适中，慢慢吸拔至微红，隔日1次。

留针罐法：患者取适宜体位，对穴位皮肤进行消毒处理后，用5厘米长的毫针刺入穴中，得气后留针，然后用闪火法将玻璃罐吸拔在留针穴位上，留罐10分钟，每日1次。

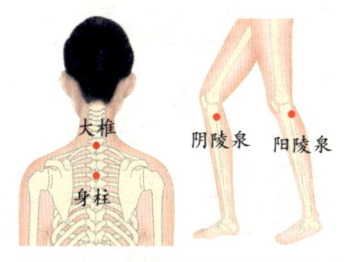

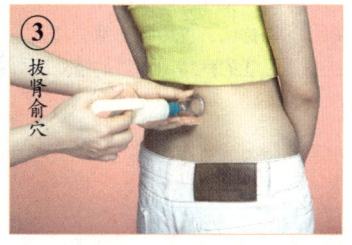

刺络罐法：患者取俯卧位，常规消毒穴位皮肤后，先用三棱针点刺上述各穴，然后用闪火法将罐吸拔在点刺的穴上，留罐5～10分钟，隔日1次。

第十三节　肥胖症

肥胖症是因过量的脂肪储存，使体重超过正常体重标准20%以上的营养过剩性疾病。肥胖症会引发多种疾病，如高血脂、高血压、冠心病、脑血栓、糖尿病等。一般来说，体重超过标准体重20%为肥胖，超过10%者为超重。也可根据身高，按体重质量指数：体重（千克）/身高^2（米）衡量体重是否超标，亚洲人体重质量指数标准范围为18.5~23.9，大于23.9属于超重，大于27.9属于肥胖。世界卫生组织（WHO）的标准为男性体重指数>27为超重，女性体重指数>25为超重。

刮痧疗法

【刮痧配穴】

脾俞、胃俞、肾俞、中脘、关元、列缺、丰隆、梁丘、三阴交等穴。

【刮痧操作】

患者采用合适的体位,操作者用刮痧板在以上特定穴位处进行刮拭。先刮脾俞、胃俞、肾俞穴,再点揉中脘、关元、列缺穴,最后刮丰隆、梁丘、三阴交穴(见图①)。刮痧的力度由轻到重,具体应根据患者的病情和体质酌情处理手法力度。

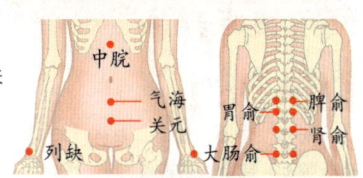

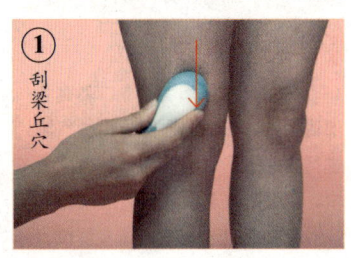

拔罐疗法

【拔罐配穴】

胃俞、大肠俞、神阙、气海、足三里、丰隆、三阴交等穴。

【拔罐操作】

用抽气罐在胃俞、大肠俞、神阙、气海、足三里、丰隆、三阴交穴等部位拔罐(见图②),直到皮肤出现红紫色瘀点为止,拔罐30～40分钟即可。如果用背部排罐疗法,选取背腰部脊柱两侧从上至下拔罐,留罐30～40分钟。

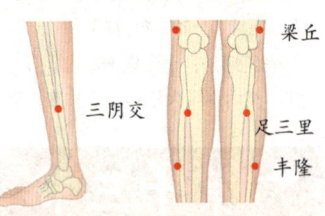

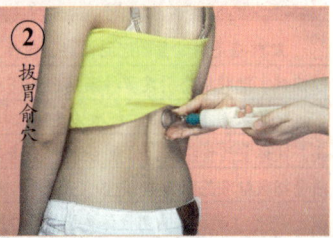

第十四节 糖尿病

糖尿病是一种慢性内分泌代谢性疾病，以糖代谢紊乱为主要诱因，人体内胰岛素的相对或绝对不足会引起碳水化合物、脂肪和蛋白质的代谢紊乱。各年龄段均可患此病，发病高峰在50～70岁。该病早期可能没有症状，但发展到症状出现期，临床上就会出现多尿、多饮、多食、疲乏消瘦，即"三多一少"症状，同时患者空腹时血糖高于正常值且尿糖阳性。病症严重时，可见神经衰弱、继发的急性感染、肺结核、高血压、肾及视网膜等微血管病变，还可能出现酮症酸中毒、昏迷，甚至死亡。

刮痧疗法

【刮痧配穴】

肺俞、胰俞、脾俞、命门、三焦俞、肾俞、阳池、中脘、关元、足三里、三阴交、水泉等穴。

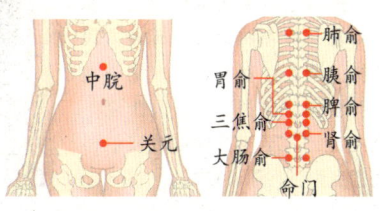

【刮痧操作】

患者采用合适的体位，操作者用刮痧板或刮痧药匙在以上特定穴位处进行刮拭，先刮肺俞、胰俞、脾俞、命门、三焦俞、肾俞穴（见图①），然后点揉阳池、中脘、关元穴，最后刮足三里、三阴交、水泉穴（见图②）。力度由轻到重，具体应根据患者的病情和体质酌情处理手法力度。

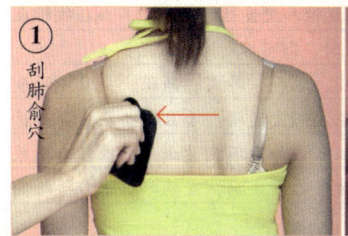

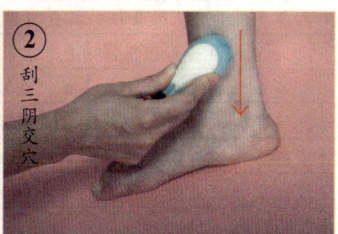

① 刮肺俞穴

② 刮三阴交穴

拔罐疗法

【拔罐配穴】

肺俞、脾俞、三焦俞、肾俞、足三里、三阴交、太溪、胃俞、大肠俞、阳池等穴。

【拔罐操作】

单纯火罐法：患者取俯卧位，暴露背部。用闪火法将罐吸拔在穴位上，留罐15～20分钟。每次选一侧穴，每日1次，10次为1个疗程。

走罐法：患者取俯卧位，暴露背部，先在肺俞穴至肾俞穴段涂抹润滑剂，然后将玻璃罐吸拔于肺俞穴（见图③），从上至下推拉走罐，至皮肤潮红或皮肤出现瘀点为止，隔日1次。

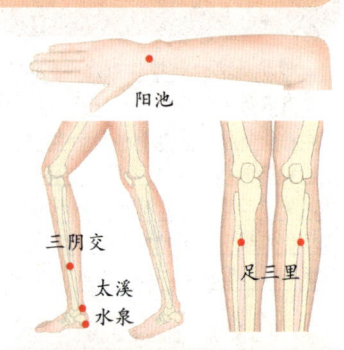

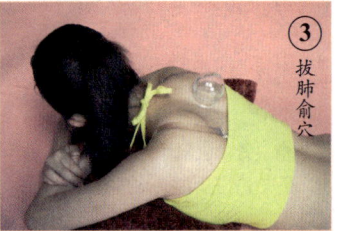

③ 拔肺俞穴

第十五节 高血压

高血压作为常见的心血管疾病，是一种以体循环动脉血压持续性增高为主要表现的临床综合征，其分为原发性和继发性两大类。当血压收缩压≥140毫米汞柱或舒张压≥90毫米汞柱时，即可诊断为高血压。

高血压的主要症状是头晕、头痛、眼花、耳鸣、烦躁、失眠、眼底动脉病变、左室肥大，严重可发生左心室衰竭。而且这些症状会在精神紧张、情绪激动或劳累后发作或加重，如果不测量血压，很容易造成误诊。高血压是一种严重危害身体健康的多发病，发病率也随着年龄的增长而增高。

刮痧疗法

【刮痧配穴】

百会、天柱、风池、肩井、曲池、足三里等穴。

【刮痧操作】

患者取坐位或俯卧位。操作者先刮头顶部百会穴（见图①），再刮肩井穴（见图②）、肩胛骨等处，最后刮足三里穴。力度由轻到重，具体应根据患者的病情和体质酌情处理手法力度。

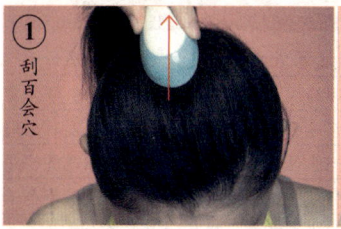

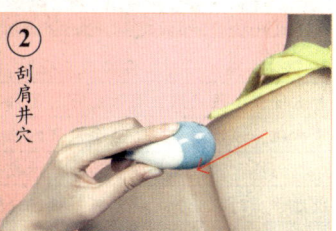

① 刮百会穴

② 刮肩井穴

拔罐疗法

【拔罐配穴】

大椎、肝俞、心俞、肾俞、曲池、足三里等穴。

【拔罐操作】

先用镊子夹住一小团棉球，蘸上浓度为95%的乙醇溶液（不能太多，以湿润为度），左手握住罐体，罐口朝右下方，之

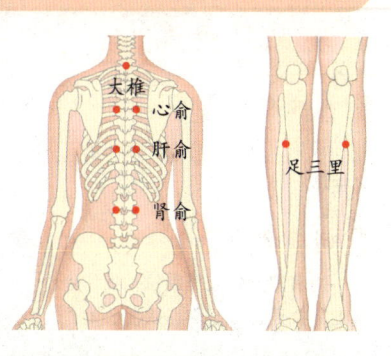

后把点燃的棉球伸入罐内燃烧1~2秒，快速取出，左手迅速把罐体吸附在足三里等穴位上（见图③）。

此外，还有一种方法：取面粉10克，用水搅和成面团，捏成比罐口大的圆薄饼，贴到皮肤上。然后，将一团燃烧正旺盛的纸迅速丢进罐内，立即把罐盖在面饼上，这样罐的吸附力更大，对第一次拔罐者可以尝试用此法，以防烧伤。

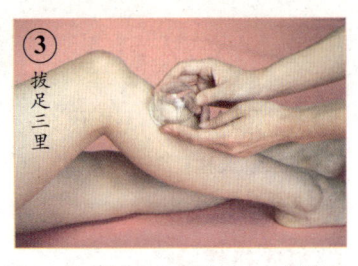

③ 拔足三里

第十六节　心绞痛

心绞痛一般会在劳动或兴奋时、受寒或饱餐后突然发生，疼痛位于胸骨上段或中段之后，有时也可波及大部分心前区，放射至肩、上腰、颈或背等部位，以左肩或左上肢由前臂内侧直达小指与无名指处较多见。发作时的疼痛的感觉因人而异，多为窒息性或闷胀性，有时伴有溺死的恐惧感觉，每次发作历时几分钟，偶尔可持续15分钟之久，休息后或用西药硝酸盐制剂治疗都可以有所缓解。有些患者会在夜间发生疼痛，发作时面色苍白，表情焦虑，严重的会出冷汗，多种心脏疾病都会出现心绞痛症状。

刮痧疗法

刮痧配穴

天柱、至阳、心俞、厥阴俞、内关等穴。

刮痧操作

患者取坐位或俯卧位，操作者重点刮拭天柱、至阳、双侧心俞、

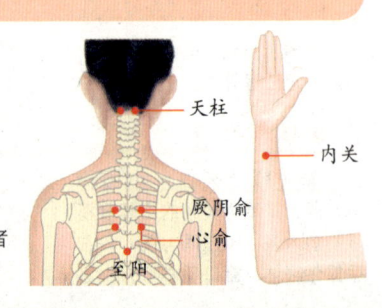

天柱　内关　厥阴俞　心俞　至阳

① 刮天柱穴
② 刮心俞穴

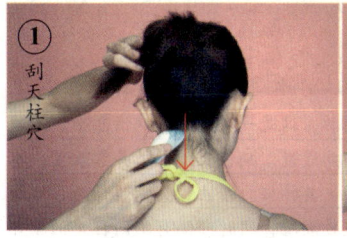

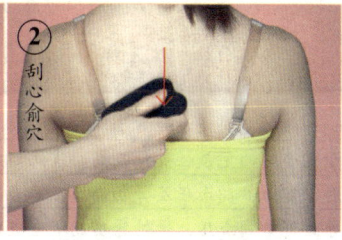

膻中、双侧内关穴等部位（见图①②）。力度由轻到重，具体应根据患者的病情和体质酌情处理手法力度。

拔罐疗法

【 拔罐配穴 】

厥阴俞、心俞、督俞、至阳、灵台、神道穴。

【 拔罐操作 】

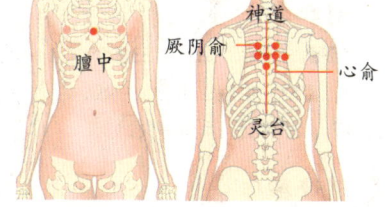

用负压抽气罐，取双侧厥阴俞、心俞、督俞、至阳、灵台、神道穴进行拔罐操作（见图③）。或者采用火罐法，用镊子夹住一小团棉球，蘸上浓度为95%的乙醇溶液（不能太多，以湿润为度），左手握住罐体，罐口朝右下方，之后把点燃的棉球伸入罐内燃烧1~2秒，快速取出，左手迅速把罐体吸附在相应部位上，同时可配合针刺疗法，如刺拔厥阴俞穴（见图④）。

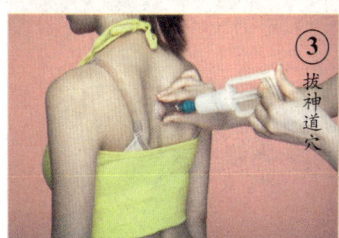

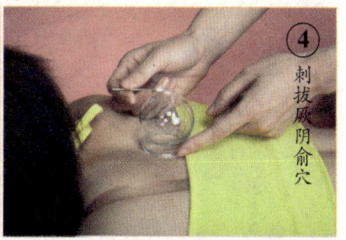

③ 拔神道穴
④ 刺拔厥阴俞穴

53

第十七节　慢性肾炎

慢性肾炎是慢性肾小球肾炎的简称，这是一种病因和病情复杂、原发于肾小球的免疫性炎症疾病。该病起病缓慢、病程长，以尿异常改变、水肿、贫血、高血压及肾功能损害等为主要特征。慢性肾炎病程迁延，可能导致严重高血压、慢性肾功能不全或肾衰竭，同时可伴有不同程度的腰部酸痛、尿短少、乏力等症状。本病可发生在不同年龄，尤以青壮年为多，男性发病率较高于女性。

刮痧疗法

【刮痧配穴】

肝俞、脾俞、命门、三焦俞、肓门、肾俞、中脘、水分、中极、阴陵泉、三阴交、太溪等穴。

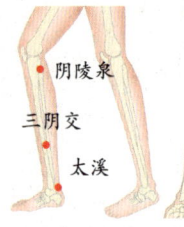

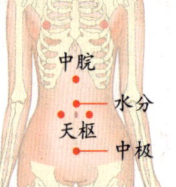

【刮痧操作】

患者采用合适的体位，操作者用刮痧药匙进行刮拭，先刮肝俞、脾俞、命门、三焦俞、肓门、肾俞穴（见图①），再点揉中脘、水分、中极穴，最后刮阴陵泉、三阴交、太溪穴（见图②）力度由轻到重，具体应根据患者的病情和体质酌情处理手法力度。

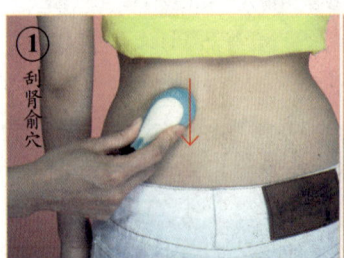

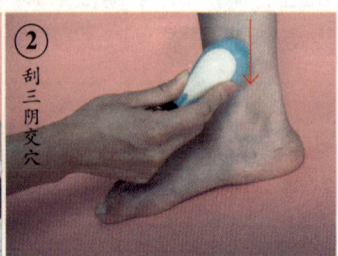

① 刮肾俞穴

② 刮三阴交穴

拔罐疗法

【拔罐配穴】

志室、京门、天枢、气海、腰阳关、足三里、三阴交等穴。

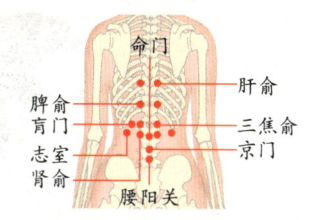

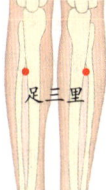

【拔罐操作】

患者取合适的体位，用闪火法将罐吸拔在京门穴上（见图③），留罐10分钟，每日1次。也可以选择志室等穴位所在的部位，先施行挑刺拔罐法（见图④），然后在其余穴位上施以单纯火罐法，留罐10～15分钟，每隔2～3日1次。

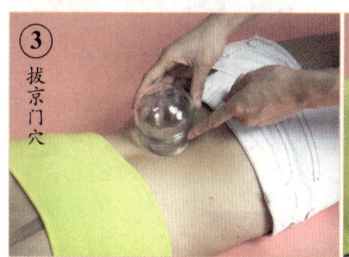

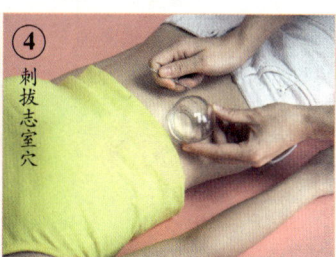

③ 拔京门穴

④ 刺拔志室穴

第十八节 偏头痛

偏头痛是最常见的头痛病，表现为额、颞、眼眶部局限于一侧反复疼痛。偏头痛在女性中较多见，通常表现为突发的、单侧的、严重头痛，患者往往感觉这种头痛来自眼后或眼周，且持续时间长。偏头痛疼痛剧烈，钻痛、胀裂痛持续发作，发作时多有恶心、呕吐、腹胀、腹泻、多汗、心率加快等伴随症状。导致本病的原因很多，但往往与疲劳、情绪紧张、焦虑、急躁、睡眠不佳、月经来潮等有关。

刮痧疗法

【刮痧配穴】

翳风、角孙、太阳、合谷、阳陵泉、足三里、血海等穴。

【刮痧操作】

患者采用合适的体位，操作者用消毒过的刮痧工具进行刮拭。先点揉翳风、太阳穴，刮角孙（见图①），然后刮上肢合谷及下肢阳陵泉和足三里穴，最后刮血海穴。补泻兼施，力度由轻到重，具体应根据患者的病情和体质酌情处理手法力度。

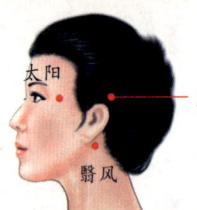

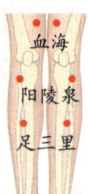

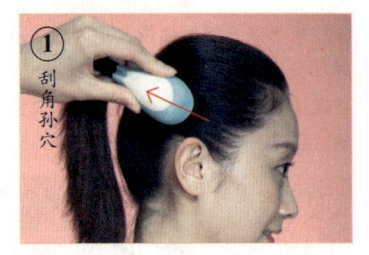

拔罐疗法

【拔罐配穴】

合谷、大椎、太阳等穴。

【拔罐操作】

患者取合适体位，用消过毒的玻璃罐进行拔罐操作，用镊子夹住一小团棉球，蘸上浓度为95%的酒精，左手握住罐体，罐口朝下方，之后把点燃的棉球伸入罐内燃烧1~2秒，快速取出，左手快速把罐体吸附在太阳穴对应部位（见图②），每日或隔日1次。

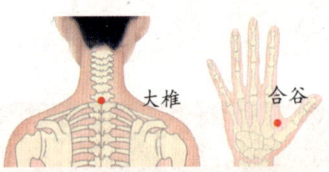

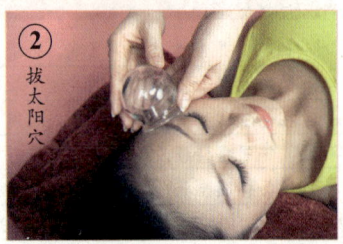

第十九节　神经衰弱

神经衰弱属于神经官能症的一个类型，是一种常见的慢性疾病，多见于青壮年。其主要症状有失眠、多梦、头痛、头昏、记忆力减退、注意力不集中、自控能力减弱、易激动，同时还可能伴有心慌气短、易出汗、食欲不振、情绪低沉、精神萎靡、性情急躁、情绪不稳等症状。部分患者还会出现阳痿、遗精、月经不调等严重病症。本病多因精神过度紧张、思虑过度、起居失常，导致大脑皮质兴奋过程增强和抑制过程减弱。

刮痧疗法

【刮痧配穴】

风池、心俞、脾俞、神门、合谷、内关、足三里、三阴交、太冲等穴。

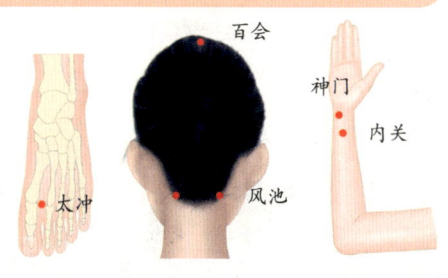

【刮痧操作】

患者取合适体位，操作者用刮痧板进行刮拭。先刮风池、心俞、脾俞穴（见图①），再刮合谷、内关、神门穴（见图②），最后刮足三里、三阴交、太冲穴。力度由轻到重，根据患者的病情和体质酌情处理手法力度。

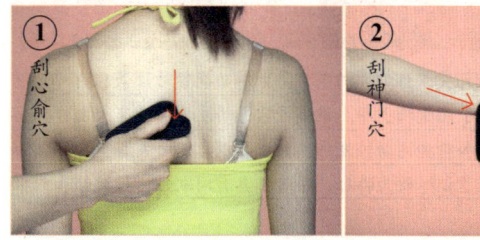

① 刮心俞穴

② 刮神门穴

拔罐疗法

【拔罐配穴】

百会、风池、足三里、三阴交等穴。

【拔罐操作】

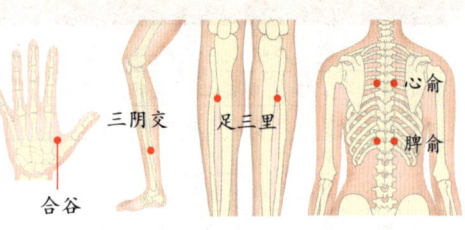

患者取舒适体位，选择抽气罐具，取百会、风池等穴位进行拔罐操作（见图③），力度适中，每日或隔日1次，5次为1个疗程。

也可采用火罐法，用镊子夹住一小团棉球，蘸上浓度为75%的乙醇溶液，左手握住罐体，罐口朝右下方，之后把点燃的棉球伸入罐内燃烧1~2秒，快速取出，左手迅速把罐体吸附于足三里穴上（见图④）。

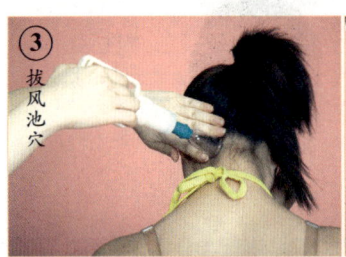

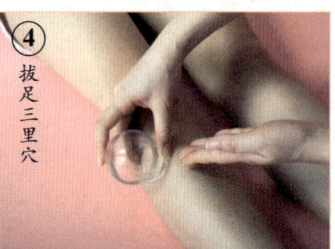

③ 拔风池穴

④ 拔足三里穴

第二十节 癫痫

癫痫是因大脑神经元突发性异常放电，导致脑功能暂时性紊乱的一种慢性疾病，发病人群多见于儿童和少年。该病最常见的发作形式有大发作、小发作、局限性癫痫发作和精神运动性发作。大发作以意识丧失和全身抽搐为特征，小发作以短暂性意识障碍为特征，两者都具有间歇性、短时性和刻板性的特点。

刮痧疗法

【刮痧配穴】

百会、肾俞、肝俞、神门、长强、鸠尾、阳陵泉、筋缩、丰隆、行间等穴。

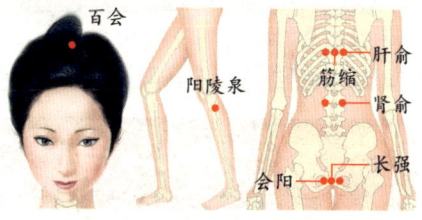

【刮痧操作】

先刮背部筋缩穴,然后刮前胸鸠尾、长强穴,接着刮下肢阳陵泉穴至丰隆穴,最后重刮行间。或者先点按头部百会穴,然后刮肾俞穴,再刮前臂神门穴(见图①)。刮拭方法为补法,力度由轻到重,具体应根据患者的病情和体质酌情处理手法力度。

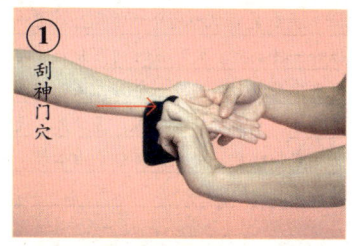

① 刮神门穴

拔罐疗法

【拔罐配穴】

会阳、长强、丰隆等穴。

【拔罐操作】

先对穴位进行严密消毒。操作者将一手的中指置于患者督脉上,食指与无名指置于两侧膀胱经大椎穴与大杼穴至长强、会阳穴与白环俞穴处,从上到下推按三遍。取三棱针对准会阳、长强穴(见图②),迅速点刺,然后立即用抽气罐吸拔,留罐3

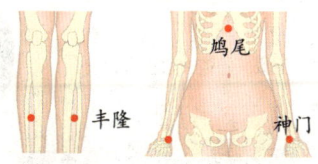

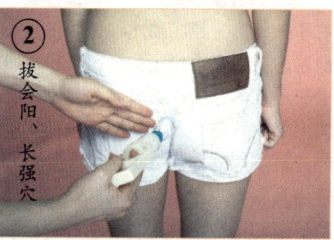

② 拔会阳、长强穴

59

分钟后起罐。如此重复上法方法继续推按、拔罐，3～5遍即可。

吸拔物为血液和淡黄色黏液，一般开始时其量较多，拔2～3次后逐渐减少，以黏液流出尽为止。每周通常治疗2次，癫痫发作频繁者，可隔日1次。10次为1个疗程，间隔5天，再行第2个疗程。若作巩固治疗，可每周1次，不计疗程。治疗前长期服用抗癫痫药者，可视效果嘱其逐渐减量。

第二十一节　失眠

失眠是睡眠障碍中的常见症状之一，是以经常性不易入睡或睡眠不深为特征的一种病症。失眠按时间可分为暂时性、持久性或周期性三种。持久性每周失眠三天以上，超过一个月，又非脑器质性病、躯体病或精神病所引起者称为失眠症。主要症状除失眠、多梦外，还可见头昏、头痛、精神疲乏、健忘、情绪异常等症状。失眠大部分是由心理、社会因素造成的，少数是由脑、躯体和精神病引起的。

刮痧疗法

【 刮痧配穴 】

百会、印堂、神庭、攒竹、角池、鱼腰、神道、心俞等穴。

【 刮痧操作 】

患者选取适当的体位，操作者右手持刮痧工具在清水或植物油中蘸湿，在治疗部位上刮抹，刮出一道长形紫黑色痧点为宜。刮抹顺序为颅部、背部、上肢部、下肢部，如先刮颅部的神庭（见图①）。力度由轻到重，根据患者的病情和体质酌情处理手法力度。

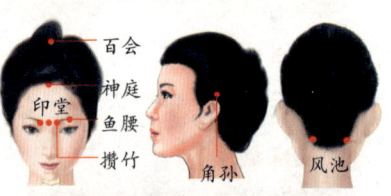

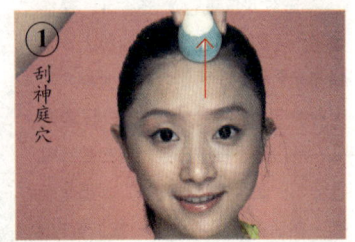

拔罐疗法

【拔罐配穴】

心俞、肾俞、脾俞、内关、三阴交等穴。

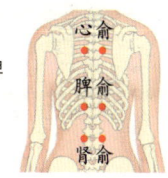

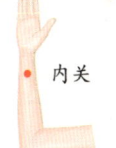

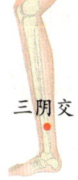

【拔罐操作】

患者取舒适体位，根据病情和体质选择拔罐用具，取上述重要穴位交替使用，一般采用火罐法。用镊子夹住一小团棉球，蘸上浓度为95%的乙醇溶液。左手握住罐体，罐口朝右下方，之后把点燃的棉球伸入罐内燃烧1～2秒钟，快速取出，左手迅速把罐体吸附于心俞等穴位对应的部位上（见图②）。或者用抽气罐具拔吸三阴交穴等部位（见图③）。可每日或隔日1次，进行拔罐治疗。

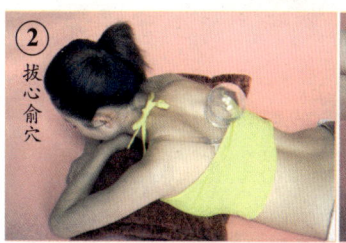

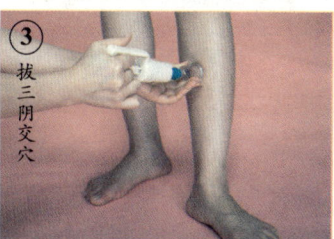

② 拔心俞穴

③ 拔三阴交穴

第二十二节　前列腺炎

前列腺炎是男性生殖器疾患中常见的疾病之一，是一种由感染引起的泌尿生殖系统炎症，常与附睾炎、精囊炎及尿道炎同时发病。前列腺炎分为急性前列腺炎和慢性前列腺炎。急性前列腺炎主要症状有发热、尿频、尿急、尿痛、腰部酸胀等；慢性前列腺炎多无明显发病原因，部分是由急性前列腺炎演变而来，会有排尿后尿道不适感，排尿终末有白色黏液，继而出现尿频、尿滴、会阴部或腰部酸痛，尿道口有白色分泌物流出等症状，并常伴阳痿、早泄、遗精，久治不愈则会导致前列腺肥大。

刮痧疗法

【刮痧配穴】

肾俞、膀胱俞、气海、中极、阴陵泉、三阴交、太溪等穴。

【刮痧操作】

患者采用合适的体位，操作者用刮痧板在以上特定穴位处进行刮拭。先刮肾俞、膀胱俞穴（见图①），接着点揉气海、中极穴，刮阴陵泉、三阴交、太溪穴。力度由轻到重，具体应根据患者的病情和体质酌情处理手法力度。

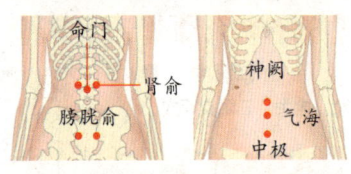

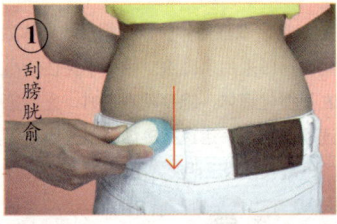

① 刮膀胱俞

拔罐疗法

【拔罐配穴】

神阙、中极、肾俞、气海、血海、阴陵泉、三阴交、太溪、照海、命门等穴。

【拔罐操作】

患者取合适的体位，采用闪火法将罐吸拔在穴位上，留罐10~15分钟。急性期每日1次，慢性期隔日1次，10次为1个疗程。或者采用刺络罐法，常规消毒穴位皮肤后，先用毫针刺激照海等穴位，出针后用闪火法将罐吸拔在穴位上（见图②），留罐15~20分钟，隔日1次。

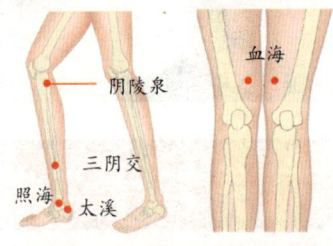

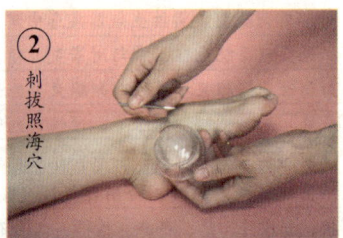

② 刺拔照海穴

第二十三节　面神经麻痹

面神经麻痹又称面瘫，引起面神经麻痹的原因较多，以受寒性面神经炎最为常见。该病可分为周围性和中枢性面瘫两类，以周围性面神经麻痹较常见，周围性面神经麻痹多由茎乳突内的急性非化脓性面神经炎所致，主要症状为发病初起耳后疼痛，继而一侧面部表情肌瘫痪、患侧额纹消失、眼睑闭合不全、流泪、嘴角歪向健侧、说话漏气、鼓腮困难、进食时食物常嵌在齿颊之间、喝水时水常从口角处流出等。

刮痧疗法

【刮痧配穴】

风池、阳白、四白、地仓、颊车、翳风、合谷、内庭等穴。

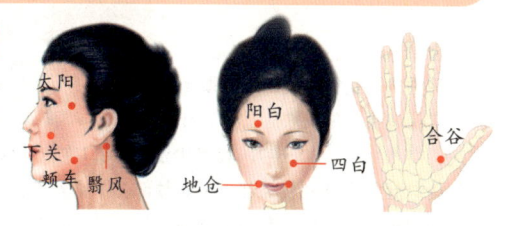

【刮痧操作】

患者采用合适的体位，操作者用刮痧板或刮痧药匙在以上特定穴位处进行刮拭。先刮风池穴；再点揉或刮拭阳白、四白、地仓、颊车、翳风穴（见图①②）最后点揉或刮拭合谷、内庭等穴。力度由轻到重，具体应根据患者的病情和体质酌情处理手法力度。

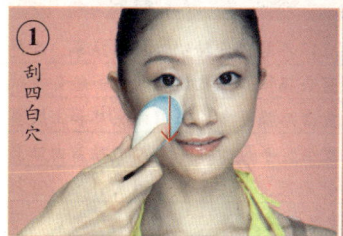

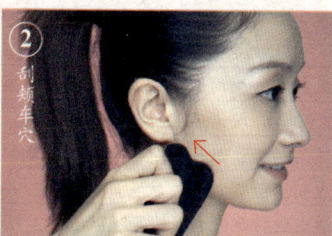

① 刮四白穴

② 刮颊车穴

拔罐疗法

【拔罐配穴】

风池、颊车、四白、下关、太阳、阳白、地仓、大椎等穴。

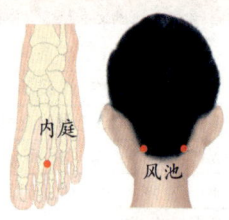

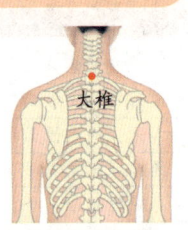

【拔罐操作】

抽气罐法： 患者取坐位，取颊车穴，用抽气罐在颊车对应的部位上吸拔，留罐10分钟左右。隔日治疗1次（见图③）。

出针闪罐法： 每次取以上穴位，用抽气罐进行吸拔。患者取坐位，常规消毒穴位皮肤后，用毫针刺穴，得气后留针20分钟，其间10分钟行针1次，并取其中2穴同时用艾条温和灸。起针后分别在额部、中面颊部、下面颊部施行闪罐或涂姜汁、祛风药酒闪罐，至局部发红为度，每日1次，10次为1个疗程。也可取患侧的风池、大椎、地仓、颊车穴，施以单纯拔罐法，留罐10分钟。隔日1次，5次为1个疗程。

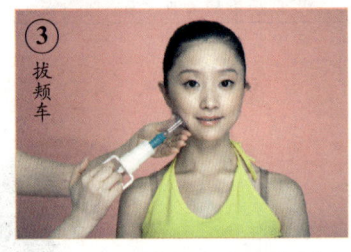

第二十四节　落枕

落枕是指起床后感觉一侧颈项强直，不能俯仰转侧，肌肉痉挛，酸楚疼痛，并向同侧肩背及上臂扩散或兼有头痛怕冷等症状。落枕一般会持续2～3天，轻者不需要治疗便可康复，重者疼痛严重，并有向头部和上肢蔓延的趋势，数周不愈。落枕四季均可发生，多见于成年人，本症多由体质虚弱、劳累过度、枕头高低不适、感受风寒、卧姿不良等因素引起，可以适当进行刮痧和拔罐等辅助治疗，以便早日恢复。

刮痧疗法

【刮痧配穴】

胆经、阿是穴、膀胱经、小肠经、督脉及肾俞、风府、至阳、神堂等穴。

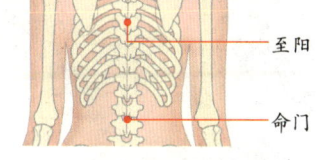

【刮痧操作】

患者采取坐姿或者俯卧姿势，先刮头颈部，然后刮督脉上的风府、神堂穴（见图①），一直刮到至阳，最后刮上下肢部分的穴位。力度适当，具体情况视患者的病情和体质酌情处理。

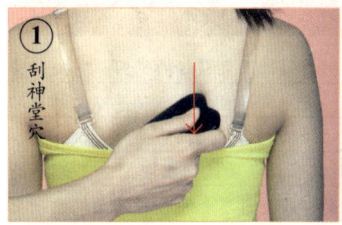

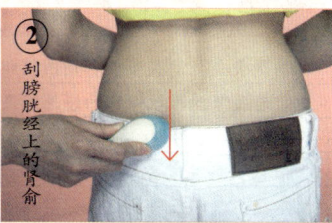

① 刮神堂穴

② 刮膀胱经上的肾俞

拔罐疗法

【拔罐配穴】

阿是穴、风门、肩井、大椎等穴。

【拔罐操作】

用力按揉风门、大椎等穴位片刻，常规皮肤消毒后，以三棱针快速点刺数下，然后选用适当口径的玻璃罐具吸拔（见图③④）。配穴可取1~2个，针刺得气后，留针，再在针扣处拔罐。吸拔时间均为10~15分钟。起罐后，用

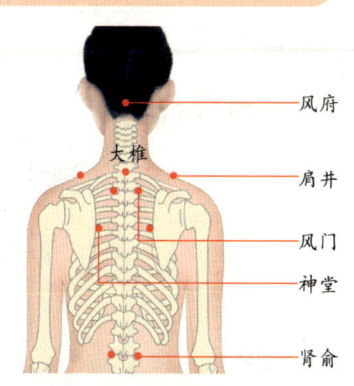

艾卷在相应部位灸几分钟。每日1次，疗程视患者的病情而定。

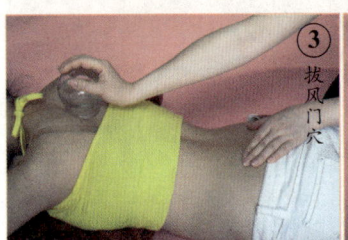

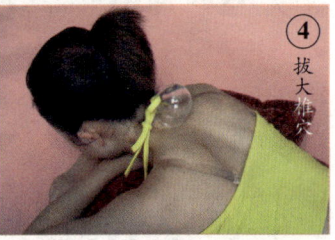

③ 拔风门穴

④ 拔大椎穴

第二十五节　肩周炎

肩周炎是指肩关节及其周围软组织退行性改变引起的肌肉、肌腱、关节囊等肩关节周围软组织的慢性发炎。肩周炎好发于40～50岁以上的中老年人，女性多于男性。

肩周炎的主要症状表现为肩部周围疼痛、功能活动受限。早期呈阵发性疼痛，常因天气变化及劳累而诱发，严重时患者的各种活动均逐渐受限。患者手臂不能上举、平伸、向后搭背等。甚至日常生活中梳头、穿衣、洗脸、叉腰等动作都成难题。这是因为肩部一旦感受风寒、损及筋脉、气血不通，就会出现病痛，通过刮痧和拔罐进行治疗，可以祛风散寒、疏通经络、舒展筋脉。

刮痧疗法

刮痧配穴

风池、大椎、肩井、天宗、中府、云门、缺盆、肩贞、外关、曲池、合谷等穴。

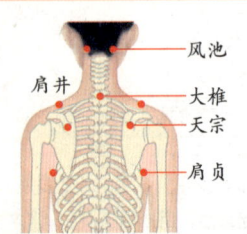

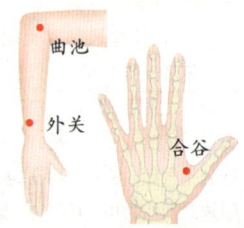

风池、肩井、大椎、天宗、肩贞

曲池、外关、合谷

【 刮痧操作 】

事前准备好刮痧用具，患者采取舒服的体位以便于刮痧，可以先取仰卧位而后取俯卧位，背部向上。按照顺序刮拭上肢的外关等部位（见图①）。刮拭时，要保持力度均匀、由轻到重，还要注意随患者的要求适当调节力度。

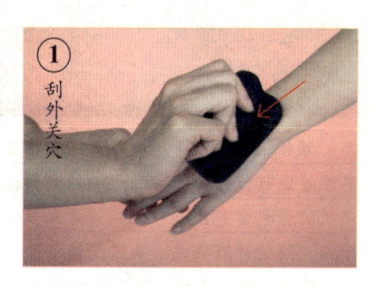

① 刮外关穴

拔罐疗法

【 拔罐配穴 】

肩前、肩贞、肩井、巨骨、天宗、肩髃等穴。

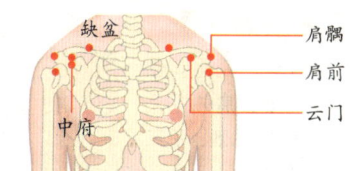

缺盆　肩髃　肩前　云门　中府

【 拔罐操作 】

肩周炎进行拔罐时，应该根据疼痛部位进行治疗。比如，肩前部疼痛，伴前臂内旋后伸活动障碍（即手从背下方后伸搭肩背）困难者，可于肩前、肩髃穴拔罐；肩膀后侧疼痛，伴前伸动作不利者，可重点于肩贞、天宗穴拔罐（见图②③）；肩峰端疼痛，伴侧平举或手臂上抬艰难者，可着重于巨骨、肩井穴拔罐。一般用抽气罐或玻璃罐实施拔罐操作，拔罐应根据患者的病情和体质决定时间长短。

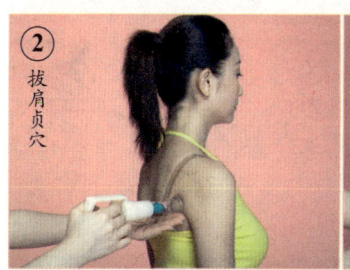

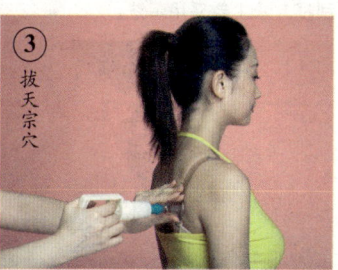

② 拔肩贞穴

③ 拔天宗穴

67

第二十六节 颈椎病

颈椎病是由颈部劳损导致的颈椎骨质增生、颈椎韧带钙化、颈椎间盘萎缩等退行性改变，并且影响到颈部神经根、颈部脊髓或颈部重要血管而产生的骨科常见疾病。此病为老人多发病，主要症状有颈部僵硬、酸胀、疼痛，同时伴有头痛、头晕、肩背酸痛等症。部分严重患者还有大小便失禁、瘫痪、行走不稳和肌肉萎缩等症状。

刮痧疗法

刮痧配穴

百会、风池、哑门、大椎、肩井、天宗、肩髃、曲池、手三里、外关、足三里、丰隆、阳陵泉等穴。

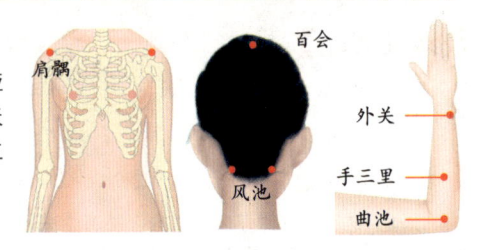

刮痧操作

患者选用舒适的体位，从头后部百会、风池、哑门、大椎穴开始刮起（见图①），然后刮肩井、天宗、肩髃穴（见图②），再刮上肢曲池、手三里、外关等穴位所在部位，最后刮下肢足三里、丰隆、阳陵泉穴。刮拭方法主要采用泻法。

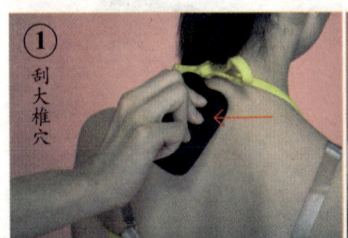

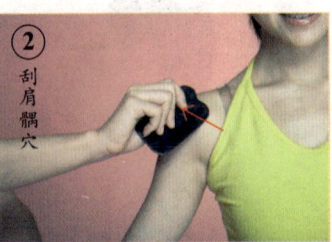

① 刮大椎穴

② 刮肩髃穴

拔罐疗法

【拔罐配穴】

大椎、大杼、风池、风门、天宗、肩井、曲池等穴。

【拔罐操作】

刺络罐法：患者采用俯卧位，充分暴露背部，消毒穴位皮肤后，用梅花针叩刺穴位，以局部轻度出血为度，用闪火法将罐吸拔在肩井上（见图③），留罐10～15分钟，待拔罐部位充血发紫，并拔出少量瘀血或5～10毫升黏液为宜。隔2日1次，10次为1个疗程。

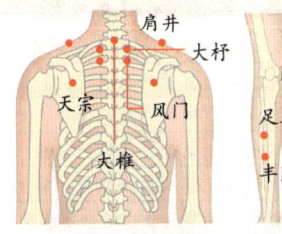

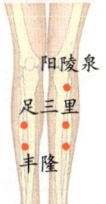

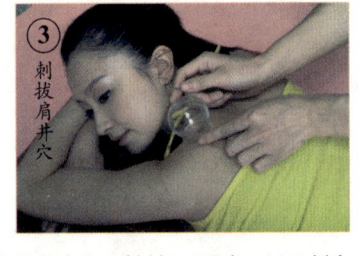

出针罐法：患者取俯卧位，消毒穴位皮肤后，用约7厘米长的毫针针尖向上斜刺3~5厘米，以双侧肩胛部及头颈部有酸、胀、麻感为宜。同时施以捻转手法，一般留针1～2分钟即可。起针后，可用贴棉法将罐吸拔在大椎穴上，留罐30分钟。每日1次，7～10次为1个疗程。

国医小课堂

预防颈椎病的小妙方

为了防止颈椎病的发生，应尽量避免长时间低头伏案工作，经常对颈部及肩部进行锻炼，避免感受风寒，枕头高低要适中。有时间的朋友可以多做颈部运动操，以舒展筋骨，保健强身。

第二十七节　网球肘

网球肘就是我们通常所说的肱骨外上髁炎，常因肘关节扭伤、挫伤及不明原因导致肱骨外上髁发炎。网球肘的主要致病原因是长时间反复屈伸腕关节和前臂旋前、旋后活动，致使肘外侧部即桡侧腕长伸肌、腕短伸肌的肌腱起点附着处发生慢性劳损，造成局部肌纤维撕裂扭伤，引起轻微出血、粘连等无菌性炎症病变。其主要症状有肘关节外侧部疼痛、手臂无力、前臂与腕提举及旋转活动不利等。

刮痧疗法

【刮痧配穴】

肩髃、天井、曲池、手三里、合谷、尺泽、少海、鱼际等穴。

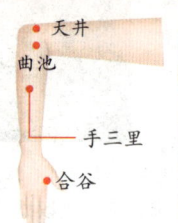

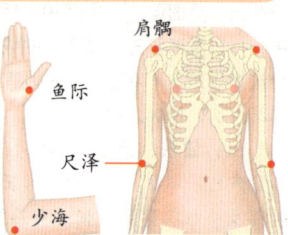

【刮痧操作】

患者采用坐姿或者其他舒适姿势，操作者用刮痧板或刮痧药匙对尺泽、天井等穴位的对应部位进行刮痧治疗（见图①②）。注意力度适中，局部施刮强刺激不宜过量。治疗期间应尽量减少肘部活动，勿提重物，还可配合推拿、外敷等方法，以提高疗效。

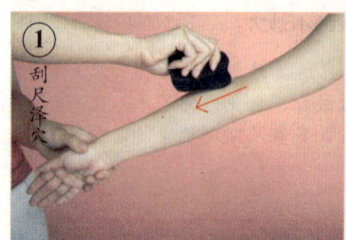

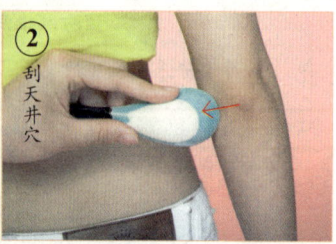

① 刮尺泽穴
② 刮天井穴

拔罐疗法

【 拔罐配穴 】

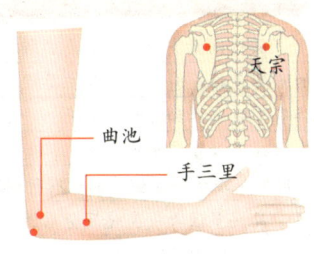

曲池、手三里、天宗、鱼际、肘尖等穴。

【 拔罐操作 】

刺络罐法：患者取俯卧位，屈肘将上肢的手三里穴对应的部位暴露，常规消毒穴位皮肤后，先将毫针刺入穴位，用捻转手法，施以中等刺激，使针感向四周放散。起针后在患处用皮肤针轻轻扣打，以皮肤微出血为度，然后用闪火法将玻璃罐吸拔在叩刺部位（见图③），留罐10～15分钟，每日或隔日治疗1次。

刺络罐配贴灸法：在天宗穴处，常规消毒后，用梅花针在其痛点及周围皮肤上下反复叩刺，直至局部皮肤出血或点状渗血。随之取抽气罐置于被叩打部位皮肤，用抽气罐抽出罐内空气，使罐紧紧吸附于皮肤上，留罐约10分钟，留罐期间间断抽吸罐内残气2次（见图④）。起罐后用棉球擦净污血。取川乌、土鳖虫各5克，乳香、没药各10克，血竭5克，研为细末，取适量细末贴于患处，用适当大小的麝香壮骨膏固定，再用艾条在敷贴处悬灸10分钟。间隔4～5日重复上述治疗1次，2次为1个疗程。

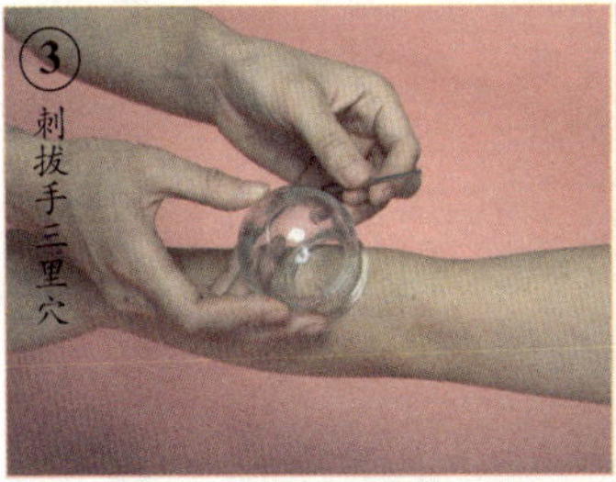

③ 刺拔手三里穴

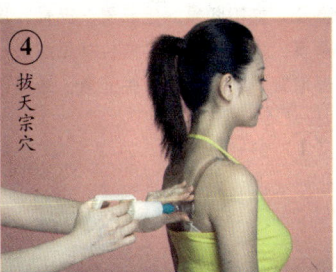

④ 拔天宗穴

第二十八节 腰椎间盘突出症

腰椎间盘突出症主要是由腰椎间盘发生退行性改变、腰部外伤或长期的腰部劳损等引起的。其主要症状有腰及坐骨神经分布区域的放射痛，或伴有下肢麻木和感觉减退等，严重者甚至影响翻身和坐立。由于腰椎间盘突出症患者发病年龄不同，其所表现的症状也不尽相同，因此，在进行治疗时所采取的手法侧重面也有所相同。

此病多因天气变化及劳累诱发，所以想要治疗此种疾病，要注意保暖与休息。日常按摩的同时，还可以通过拔罐和刮痧进行辅助治疗。

刮痧疗法

刮痧配穴

命门、肾俞、大肠俞、关元俞、环跳、殷门、承扶、风市、阳陵泉、委中、承山、悬钟、足三里、昆仑、解溪、太溪、太冲等穴。

刮痧操作

采用中等力度刮拭腰及下肢穴位对应的部位。取穴侧重于下肢麻木及感觉退减的部位，如阳陵泉、足三里、绝骨、昆仑、解溪、太溪、太冲等穴位（见图①）。腰部取肾俞、大肠俞、关元俞、命门穴，以

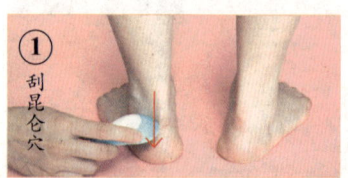

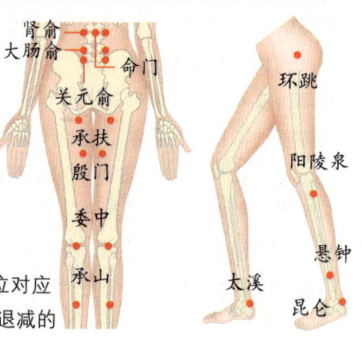

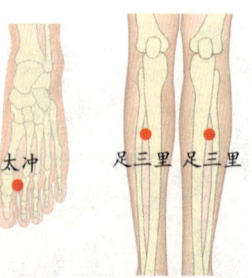

① 刮昆仑穴

及下肢的环跳、殷门、承扶、委中、承山等穴（见图②）。腰部也可以采用补泻的手法刮拭，以促进腰背肌肉组织的代谢和血液循环。

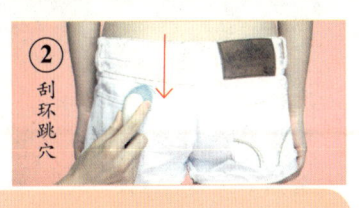

② 刮环跳穴

拔罐疗法

【拔罐配穴】

肾俞、大肠俞等穴。

【拔罐操作】

在治疗腰椎间盘突出病症时，可采用留罐、走罐法在肾俞、大肠俞对应部位拔罐（见图②）。对气血阴滞型的患者，可使用刺络拔罐法，拔罐前先用三棱针点刺几下，然后留罐10~15分钟，待拔罐部位充血发紫，并拔出少量瘀血或5~10毫升黏液。隔2日1次，10次为1个疗程。

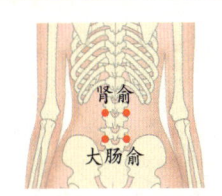

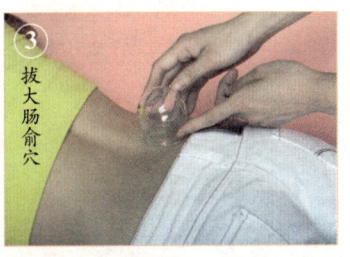

③ 拔大肠俞穴

第二十九节　坐骨神经痛

坐骨神经痛是指坐骨神经通路及分布区域疼痛难忍，多为一侧腰腿部阵发性或持续性疼痛，表现为臀部、大腿后侧、小腿踝关节后外侧的烧灼样或针刺样疼痛。严重者痛如刀割，活动时疼痛加剧。此病患者多为成年人，可以分为原发性和继发性两种，原发性坐骨神经痛主要是间质炎，多因肌炎及纤维组织炎在感染时受冷诱发。继发性坐骨神经痛多由椎间盘脱出、腰骶骨质增生等诱发，使坐骨神经通路受累所致。其疼痛在咳嗽、喷嚏、排便时加重，腰骶部有明显的压痛及叩痛，一般腰部活动受限，下肢有放射性疼痛。

刮痧疗法

【 刮痧配穴 】

肾俞、大杼、大肠俞、殷门、承山、委中、环跳等穴。

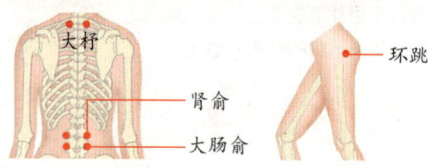

【 刮痧操作 】

患者采用合适的体位，操作者用刮痧板依次在大杼、肾俞、大肠俞、环跳等穴位上进行刮拭（见图①），力度由轻到重，具体应根据患者的病情和体质酌情处理手法力度。

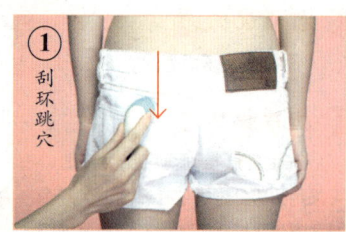

① 刮环跳穴

拔罐疗法

【 拔罐配穴 】

肾俞、大肠俞、环跳、承扶、殷门、委中、阳陵泉、气海、关元、大杼等穴。

【 拔罐操作 】

单纯火罐法：患者取适当体位，每次选3～5穴，用闪火法将罐吸拔在阳陵泉穴上（见图②），留罐10分钟左右。每日1次，或隔日1次。

留针罐法：患者取侧卧位，消毒穴位皮肤后，将毫针刺入穴中，得气后，立即将罐吸拔在针刺部位，留针10分钟。一般治疗1次即可见效。

刺络罐法：患者取坐位，施以刺络罐法。常规消毒穴位皮肤后，先用三棱针在大杼穴上点刺，然后用闪火法将罐吸拔在大杼等穴位上（见图③），留罐10～15分钟。每次1组穴，隔日1次。

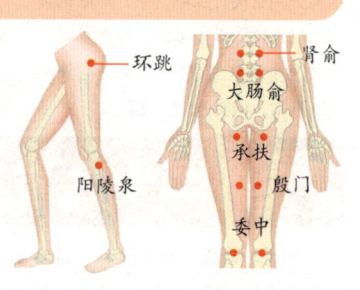

煮药罐法： 在下肢疼痛分布区域内寻找压痛敏感点，在此点处施用煮药罐法，用直径4~10厘米的竹管，经药汁（透骨草、防风、川乌、草乌、荆芥、独活、羌活、桑寄生、艾叶、红花、牛膝、桂枝、川椒各10克）煮沸后在疼痛部位进行拔罐治疗。病情较重者可沿经络走行密集排罐。

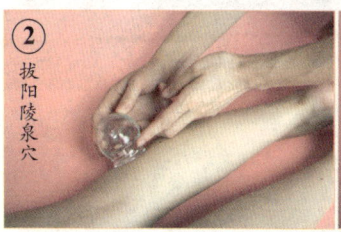

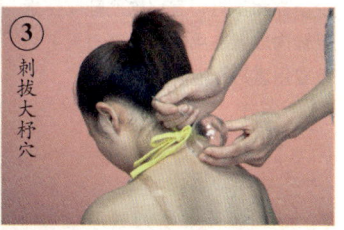

② 拔阳陵泉穴

③ 刮拔大杼穴

第三十节 足跟痛症

足跟痛症主要发病人群是中、老年人，主要症状是走路、久站会出现疼痛，重者足跟肿胀，不能站立或行走，平卧时亦有持续酸胀或针刺样、灼热样疼痛，甚至小腿后侧也疼痛难忍。本病与老年人骨质增生、年老肾虚、体质虚弱、肾阴阳俱亏、跟骨静脉压增高等因素有关，或因风寒、湿邪侵袭，致使气滞血瘀、经络受阻而发生疼痛。

刮痧疗法

【 刮痧配穴 】

太溪、水泉、照海、昆仑、解溪、申脉等穴。

【 刮痧操作 】

患者采用合适的体位，操作者用刮痧板在太溪穴上进行刮拭

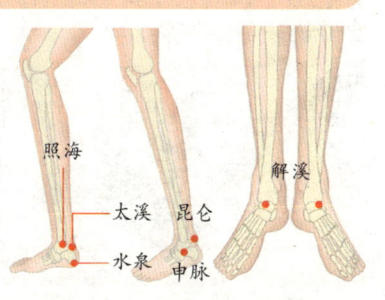

（见图①），力度由轻到重，具体应根据患者的病情和体质酌情处理手法力度。急性期患者宜休息，减少承重所致疼痛，症状缓解后应减少站立和步行，宜穿软底鞋或在患足鞋内放置海绵垫，局部每天可热敷或用温热水泡脚15分钟。

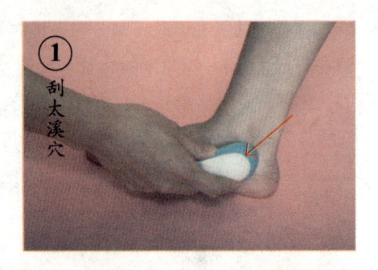

拔罐疗法

拔罐配穴

涌泉、昆仑、太溪、照海、承山等穴。

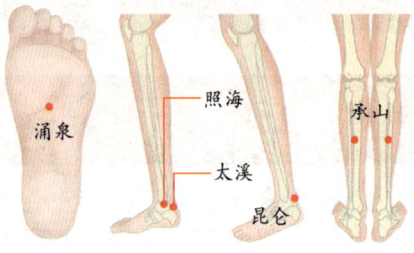

拔罐操作

刺络罐法：取以上穴位，常规消毒穴位皮肤后，用三棱针或皮肤针叩刺穴位，使其微出血，然后用闪火法将罐吸拔在点刺的穴位上，留罐10～15分钟。每日或隔日1次。

涂药罐法：首先在涌泉、太溪穴处涂抹风湿油、红花油或补肾活血的药液，然后用闪火法在穴位上吸拔罐（见图②③），留罐15分钟。施治后，将川芎细末装入与足跟相应大小的薄布袋内，药厚约2毫米，缝上袋口，再将药袋缚系足跟痛点上，走路、睡眠时也不要解除。每2日换药1次，至足跟痛症有所好转为止。

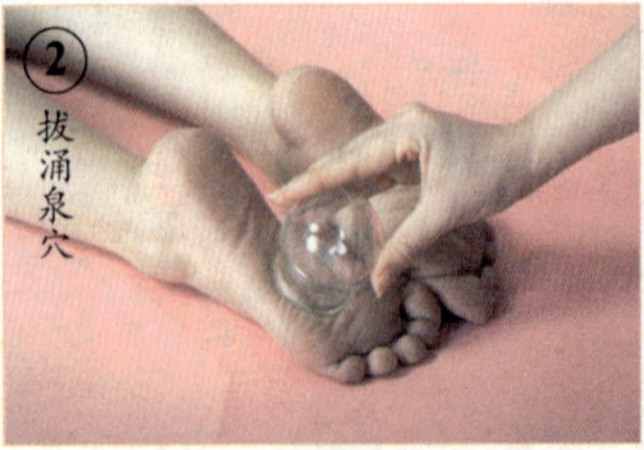

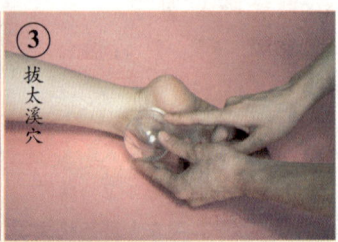

第三十一节 痔疮

痔疮是指人体直肠末端黏膜下和肛管皮肤下静脉丛发生扩张和屈曲所形成的柔软静脉团，是常见多发病之一。根据发病的部位不同，其分为内痔、外痔和混合痔，主要症状是便血、肛门脱出肿物、肿胀、痒痛。发病原因多是饮食不节损伤脾胃、胃肠燥热、伤津耗液、燥便内结、下迫大肠，或因湿热下注、毒聚肛门、气滞血瘀、经脉阻滞，致生痔疮。痔疮还可能形成血栓，痔中的血液凝结成块，从而引起疼痛。如果发现自己患有痔疮，应及时治疗。

刮痧疗法

刮痧配穴

肺俞、肾俞、身柱、曲池、合谷、足三里、丰隆、三阴交等穴。

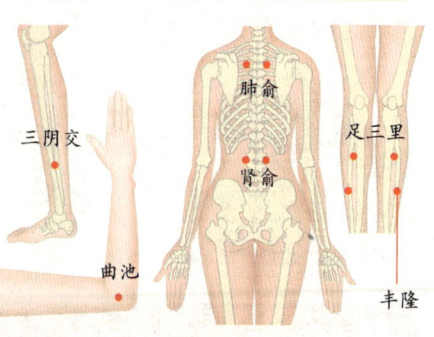

刮痧操作

患者取站位或坐位，背部露出挺直。操作者先刮背部肺俞、肾俞等穴位对应的部位（见图①②），然后依次刮拭足三里、丰隆等穴位对应的部位。

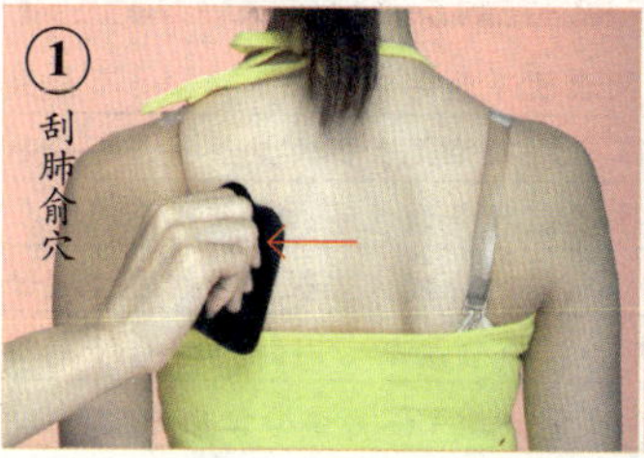

① 刮肺俞穴

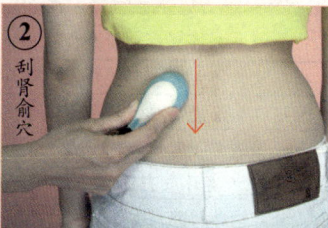

② 刮肾俞穴

拔罐疗法

【拔罐配穴】

大肠俞、长强、腰俞、京门等穴。

【拔罐操作】

先用三棱针垂直快速点刺大肠俞穴对应的部位0.5～1厘米，进针后将针体左右摇摆拨动5～6次，同侧下肢有明显酸胀放射感时起针，再用闪火法把罐吸附于针眼处20分钟（见图③）。起罐后，用浓度为75%的酒精棉球消毒压住针眼，并用胶布固定。而后直接在京门、长强、腰俞等穴对应的部位上拔罐（见图④），留罐15～20分钟。隔日1次，5次为1个疗程。

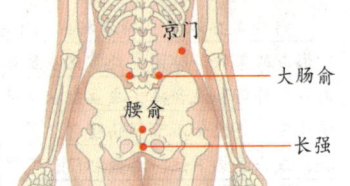

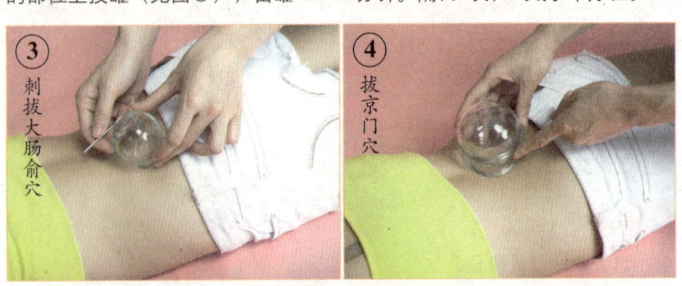

③ 刺拔大肠俞穴

④ 拔京门穴

第三十二节　痛经

痛经是指女性经期前后或行经期间出现下腹部痉挛性疼痛，并有全身不适症状，严重者会影响日常生活和工作。痛经是女性常见疾病，可分原发性痛经和继发性痛经两种。痛经的主要症状是面色苍白、恶心、呕吐、全身或下腹部畏寒、出汗、大便频繁，剧痛时会发生虚脱。痛经发生的原因很多，必要时应去医院做妇科检查，以明确诊断。同时应注意经期卫生、避免精神刺激，防止受凉，并尽量不要食用辛辣、生冷食物等。

刮痧疗法

【刮痧配穴】

肝俞、脾俞、胃俞、肾俞、气海、足三里、血海、三阴交等穴。

【刮痧操作】

患者采用合适的体位,操作者先刮背部,再刮腹部,最后刮下肢部的三阴交(见图①)。力度由轻到重,具体应根据患者的病情和体质酌情处理手法力度。

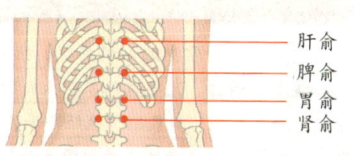

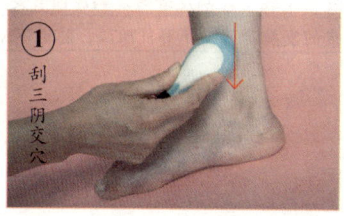

肝俞　脾俞　胃俞　肾俞

① 刮三阴交穴

拔罐疗法

【拔罐配穴】

脾俞、肾俞、足三里、血海、三阴交、太冲、气海等穴。

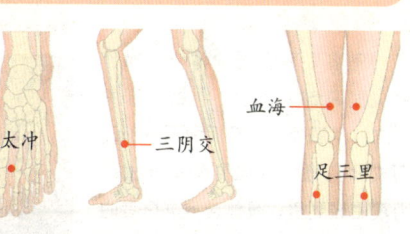

太冲　三阴交　血海　足三里

【拔罐操作】

拔罐前,让患者选择合适的体位,然后在血海、足三里、太冲、三阴交等穴位上拔罐(见图②③),以疼痛部位为主,留罐10~15分钟,每3~5日1次。

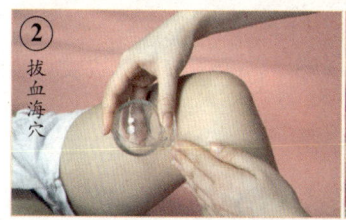

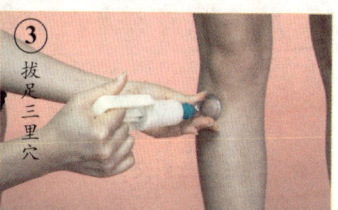

② 拔血海穴

③ 拔足三里穴

第三十三节　闭经

闭经是一种常见的妇科病症，指月经停止至少3个月以上，分为原发性和继发性两种。凡年过18岁仍未行经者，称原发性闭经。在月经初潮以后，排除妊娠期、哺乳期、绝经期等因素，月经中断3个月以上者，称为继发性闭经。此病虚者的发病原因多是精血不足，血海空虚，无血可下；实者的发病原因多是邪气阻隔，脉道不通，经血不得下行。

刮痧疗法

【刮痧配穴】

大椎、肩井、膏肓、神堂、气海、关元、血海、三阴交等穴。

【刮痧操作】

患者采用合适的体位，操作者先刮背部大椎穴，再刮腹部关元穴（见图①），最后刮下肢部三阴交穴。重要穴位要侧重刮拭，力度由轻到重，具体应根据患者的病情和体质酌情处理手法力度。

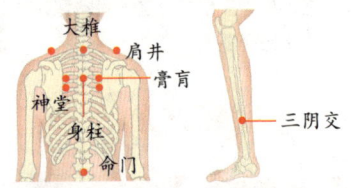

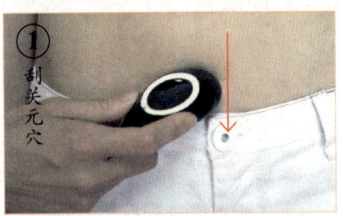

拔罐疗法

【拔罐配穴】

大椎、肝俞、脾俞、身柱、肾俞、气海、三阴交、命门、关元等穴。

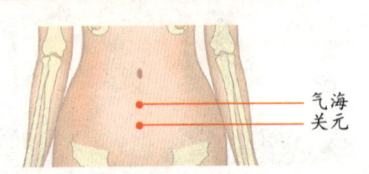

【拔罐操作】

取身柱、大椎等穴，先用消毒过的三棱针点刺，然后用闪火法将罐吸拔在相应部位上，留罐15分钟（见图②③）。休息片刻后，取气海、关元等穴，常规消毒穴位皮肤后，先用三棱针点刺，再用闪火法将罐吸拔在相应部位上，留罐20分钟。每次1组穴，每日1次。

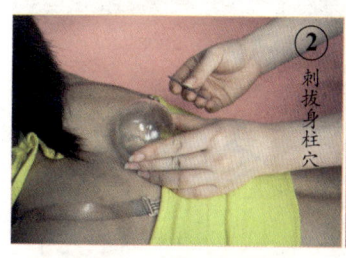

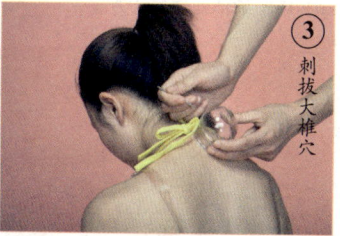

② 刺拔身柱穴

③ 刺拔大椎穴

第三十四节　子宫脱垂

子宫脱垂又称阴挺、阴脱、阴痔，指子宫从正常位置沿阴道下降，至子宫颈外口达坐骨棘水平以下，甚至全部脱出于阴道外口。该病症多因产后或产育过多耗损所致。多数患者伴有小腹、阴道、会阴部下坠感，腰腿酸软，小便次数增多，阴道局部糜烂，分泌物增多，自觉有块状物自阴道脱出，在行走、下蹲和劳动时更加明显。

刮痧疗法

【刮痧配穴】

百会、脾俞、肾俞、气海、关元、阴陵泉、足三里、申脉、三阴交、太冲等穴。

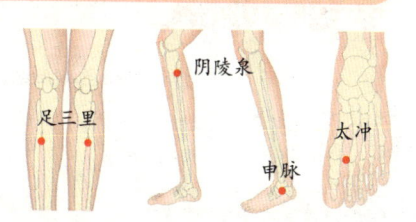

足三里　阴陵泉　申脉　太冲

刮痧操作

患者采用合适的体位,操作者用刮痧药匙在申脉、太冲等穴对应的部位上进行刮拭(见图①),力度由轻到重,具体应根据患者的病情和体质酌情处理手法力度。

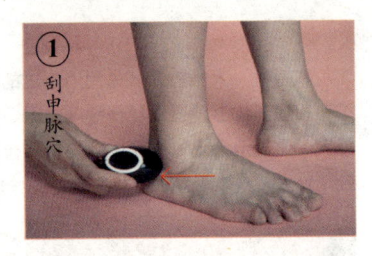

① 刮申脉穴

拔罐疗法

拔罐配穴

气海、关元、中极、百会等穴。

百会
气海
关元
中极

拔罐操作

采用单纯拔罐法,用抽气罐拔气海、百会、关元、中极等穴对应的部位,留罐20分钟(见图②③)。每日或隔日治疗1次,5次为1个疗程。

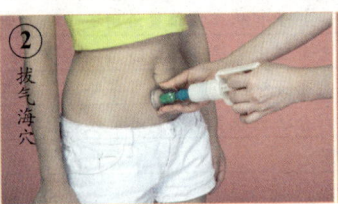

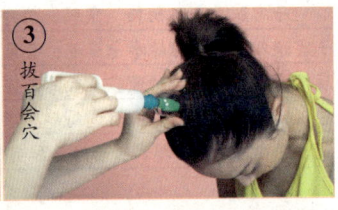

② 拔气海穴

③ 拔百会穴

国医小课堂

治疗子宫脱垂期间的注意事项

治疗期间应避免过度劳累,同时防风寒,忌食辛辣燥烈食物,注意小腹保暖,节房事,这样有利于巩固疗效。

第三十五节　更年期综合征

更年期综合征是指更年期女性因卵巢功能衰退直至消失，引起内分泌失调和自主神经紊乱的症状。该病多见于50岁左右的女性，主要是由更年期女性的肾气衰退、冲任亏损、阴阳失调等引起。其主要症状有汗出、心慌、头晕、耳鸣、月经紊乱、烦躁易怒、心悸、失眠、健忘、多疑、感觉异常、性欲减退、下肢浮肿，甚至情志失常。

刮痧疗法

刮痧配穴

太阳、印堂、百会、风池、风府、大椎、天宗、脾俞、肾俞、气海、关元、三阴交、太冲等穴。

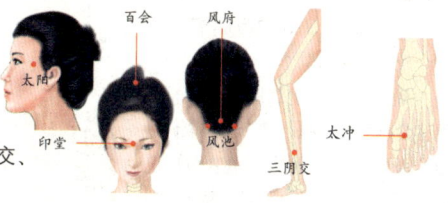

刮痧操作

患者反坐在靠背椅上，暴露背部。操作者先刮头颈部的太阳、印堂、百会、风池、风府、大椎等穴对应的部位（见图①②）再刮背部的天宗、脾俞、肾俞穴和腹部的气海、关元穴，最后刮下肢部的三阴交、太冲穴。

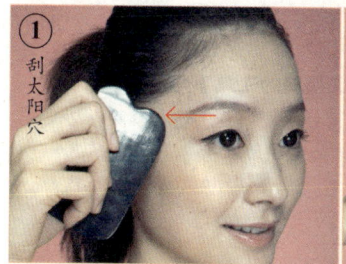

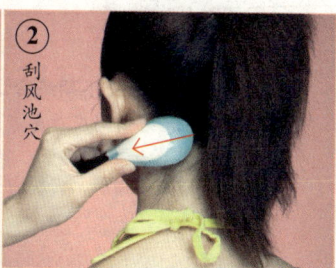

① 刮太阳穴

② 刮风池穴

拔罐疗法

【拔罐配穴】

涌泉、劳宫、太阳、心俞、膈俞、肾俞、肝俞、内关等穴。

【拔罐操作】

单纯拔罐法：患者取俯卧位，充分暴露背部。取肾俞、心俞、肝俞穴对应的部位，用闪火法施以单纯拔罐法，留罐15～20分钟（见图③）。每日1次，10次为1个疗程，每个疗程间隔3日。

刺络罐法：刺络胸至骶段脊柱两旁全程膀胱经循行线。患者取俯卧位，暴露背部，常规消毒穴位皮肤后，用皮肤针从上至下轻叩胸至骶段脊柱两旁全程膀胱经循行线，以皮肤潮红为度，再施行疏排罐法，将罐吸拔于穴位上，留罐15～20分钟。每日或隔日1次，10次为1个疗程。

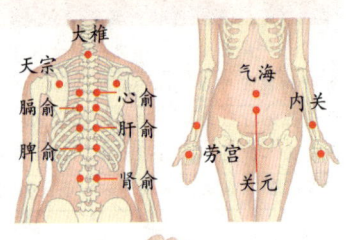

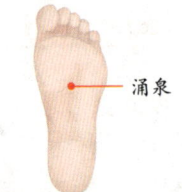

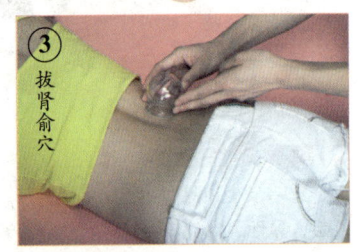

③ 拔肾俞穴

国医小课堂

治疗更年期综合征期间的注意事项

本病在治疗期间应对患者做好心理调整工作，解除不必要的顾虑，保持精神愉快。保证充分的睡眠休息，注意营养，坚持适当的锻炼，避免过胖。必要时可配合服用中西药物进行治疗。

第三十六节 盆腔炎

盆腔炎为妇科常见病,是女性盆腔生殖器官炎症的简称,包括子宫炎、盆腔腹膜炎、盆腔结缔组织炎和输卵管卵巢炎等。本病主要由女性情志不畅、劳倦内伤及外感邪毒、气血瘀滞所致。其主要症状有下腹部坠胀疼痛、腰骶部酸痛、在劳累或性交后及月经期病情加重。重者可能引起弥漫性腹膜炎、感染性休克等后果,轻者经久不愈、反复发作。本病会给患者造成极大痛苦,从而影响患者身心健康,因此必须重视盆腔炎的防治。

刮痧疗法

刮痧配穴

秩边、腰俞、关元、厥阴俞、背俞等穴。

刮痧操作

患者取舒适体位,操作者先刮背部厥阴俞穴(见图①),再刮腹部,最后刮下肢部。重刮秩边、腰俞、关元穴。力度均匀,具体应根据患者的病情和体质酌情处理。

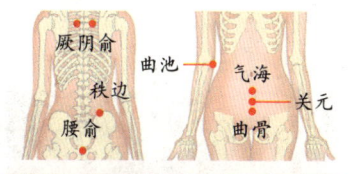

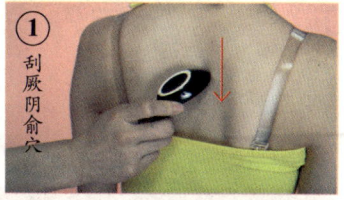

① 刮厥阴俞穴

拔罐疗法

拔罐配穴

肾俞、腰阳关、关元、曲骨、气海、归来、三阴交、足三里、血海、地机、阴陵泉、大椎、曲池等穴。

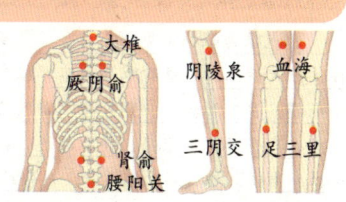

拔罐操作

单纯火罐法：取腰阳关穴对应部位，采用单纯火罐法。患者先取俯卧位，以闪火法将罐先吸拔在腰阳关穴上，并留罐10～30分钟（见图②）。起罐后变换体位，在腹部及下肢穴位上以闪火法置罐6～8个，均留罐10～30分钟。每日或隔日1次，10次为1个疗程。

挑刺罐法：每次可选2～4个穴位，常规消毒穴位皮肤后，用三棱针先在穴位上挑刺至出血，然后以闪火法将罐吸拔在挑刺的穴位上。在气海、关元等穴位上用抽气罐施行拔罐，留罐10～15分钟，每周1～2次（见图③）。挑完以上所有穴位为1个疗程，2个疗程之间应间隔10日。若发热者，在大椎穴上施行刺络罐法，或者采用走罐法，用闪火法将罐吸拔在肾俞穴上，然后沿足太阳膀胱经和督脉在腰骶部推拉走罐，10～15分钟后起罐，至皮肤潮红出现丹痧为佳。起罐后擦去油迹，翻身仰卧，用同样方法在下腹部走罐。每日1次，10次为1个疗程。这里注意，走罐需提前涂抹介质，保护皮肤。

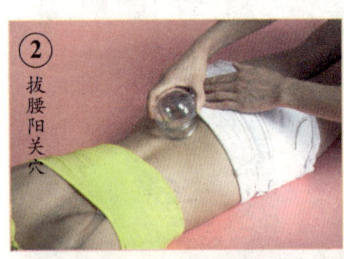

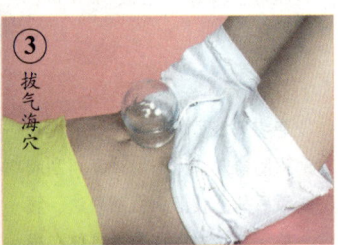

② 拔腰阳关穴

③ 拔气海穴

第三十七节　青光眼

青光眼为眼科常见病，其原因是眼球内压增高，可分为原发性、继发性、先天性三种。这种病的致盲率很高，其致病主要原因是肝肾阴亏、精血耗损、目失涵养、心阴亏损、神气虚耗，以致神光散，视力缓降。主要症状有头痛、眼胀痛、视力减退、视物虹彩、头痛、恶心、呕吐、睫状充血、角膜混浊。若长期不愈，易导致失明。

刮痧疗法

【刮痧配穴】

风池、肝俞、胆俞、攒竹、四白、合谷、三阴交、太溪、太冲等穴。

【刮痧操作】

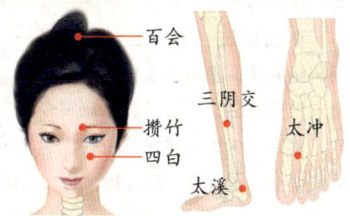

患者采用合适的体位,操作者用刮痧药匙在四白、太冲等穴位上进行刮拭(见图①②),力度由轻到重,具体应根据患者的病情和体质酌情处理手法力度。

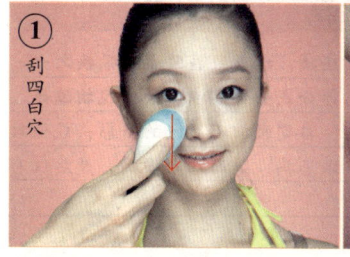

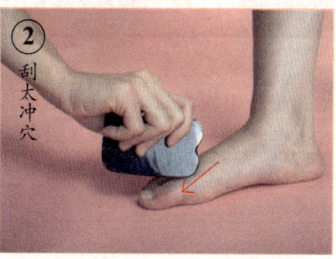

① 刮四白穴

② 刮太冲穴

拔罐疗法

【拔罐配穴】

大椎、心俞、肝俞、太阳、身柱、风门、胆俞、脾俞、胃俞等穴。

【拔罐操作】

单纯火罐法:患者取俯卧位,暴露背部,操作者先在背部涂抹润滑油,以闪火法将玻璃罐吸拔在背部心俞穴上(见图③),然后再以同样的方法拔肝俞、胃俞、肾俞等穴位对应的部位,至皮肤潮红为度,留罐

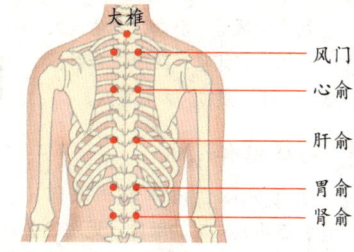

15～20分钟。3日1次，10次为1个疗程。如果能坚持长期治疗，可以收到良好的治疗效果。

刺络罐法：取以上穴位，采用刺络罐法。患者取坐位，常规消毒穴位皮肤后，用三棱针点刺胃俞穴，然后以闪火法将罐吸拔在点刺的穴位上，留罐15～20分钟。每日或隔日1次。

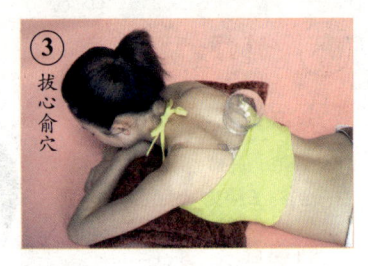

③ 拔心俞穴

第三十八节　白内障

白内障是老年人群常见的眼部疾病，也是致盲的主要眼疾之一。它是由代谢或其他原因引起晶状体部分或全部混浊，致使视物障碍。其主要症状有视物模糊并逐渐加重，自觉眼前有固定的黑影，或似蚊蝇浮动，或如隔薄雾。初起患者单眼患病，继而双眼俱病，最后仅有光感而无法视物。

刮痧疗法

【刮痧配穴】

百会、风池、肝俞、肾俞、太阳、丝竹空、印堂、四白、合谷、太溪、太冲、攒竹、大敦等穴。

【刮痧操作】

患者先取合适体位，取印堂、合谷等穴对应的部位（见图①②），消毒穴位皮肤后，采用刮痧板或刮痧药匙刮拭穴位皮肤，至皮肤出现痧象为度。隔日1次，10次为1个疗程，2个疗程之间应间隔5日。

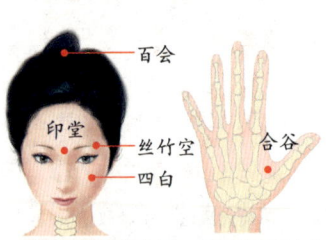

① 刮印堂穴 　　② 刮合谷穴

拔罐疗法

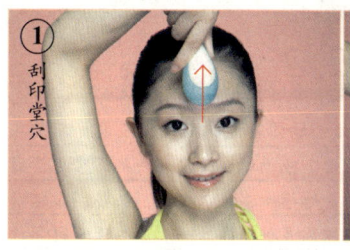

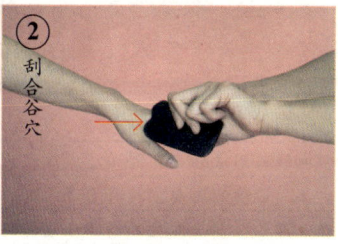

【拔罐配穴】

大椎穴及后颈部、印堂穴、太阳穴、第六、七颈椎棘突处和第一胸椎棘突处等。

— 大椎

— 肝俞

【拔罐操作】

刺络罐法：患者取适当体位，常规消毒颈部皮肤后，用梅花针点刺颈部穴位，然后取大小适宜的罐，以闪火法将罐吸拔在治疗部位上（见图③），留罐10～15分钟。隔日1次，5～10次为1个疗程。

③ 刺颈部

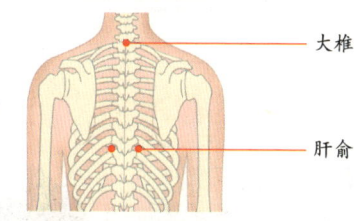

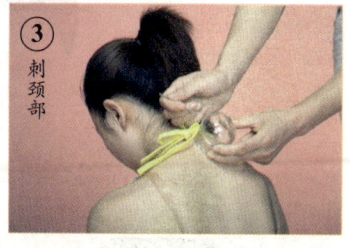

挑刺罐法：患者取坐位，头略低。暴露局部皮肤后选定挑刺部位（最初3次分别在第六、七颈椎、第一胸椎棘突处挑刺，4～12次分别在棘突周围左右上下相对称的2个点挑刺）。常规消毒皮肤后，然后用针挑破皮肤，从皮下组织中挑出白色纤维物约10条，至白色纤维物挑净为止（白色纤维物病理切片证明为肌纤维）。挑刺部位可能有少量出血，用消毒纱布擦净即可。然后在该处以闪火法拔罐，吸出少量血液即可起罐，将血擦净，再用消毒纱布覆盖固定。

第三十九节 近视

近视是屈光不正类疾病，是远处的物体不能在视网膜汇聚，不能在视网膜前形成焦点，因而造成视觉变形、视物模糊的眼部疾病，常见于青少年。近视的主要症状有看近清晰，看远模糊，眯眼视物，头痛，眼珠痛胀，恶心，甚至发生外斜视。近视的原因多种多样，一般是由于长时间近距离看书写字，造成睫状肌调节紧张引起的；或者由于长期在照明不良条件下阅读书写，过度使用眼睛，睫状肌持续保持过度收缩痉挛状态，使晶体总保持过大的曲度，以致看远处时看不清楚。

刮痧疗法

刮痧配穴

肝俞、肾俞、合谷、攒竹、阳白、睛明、承泣、风池、光明等穴。

刮痧操作

先点按或刮拭面部攒竹、睛明、阳白等穴（见图①），再刮后头部风池穴（见图②），然后刮背部肝俞、肾俞，最后刮下肢外侧光明穴。刮拭方法要补泻兼施。

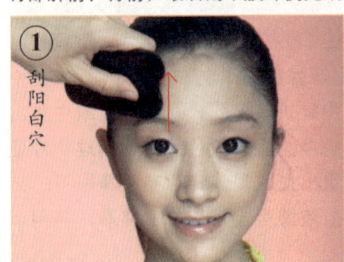

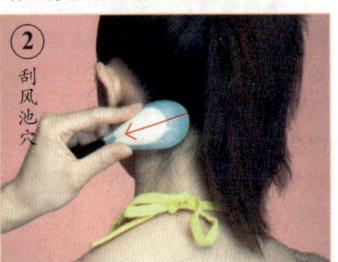

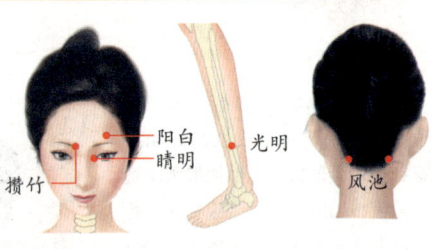

① 刮阳白穴

② 刮风池穴

拔罐疗法

【拔罐配穴】

经外奇穴、太阳膀胱经、攒竹、睛明、三焦俞、丝竹空、风池、上关、大肠俞、合谷等穴。

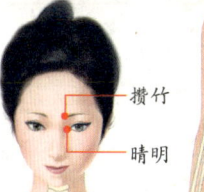

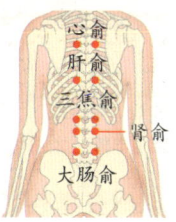

【拔罐操作】

取以上穴位，采用刺络罐法和单纯火罐法。患者取俯卧位，常规消毒穴位皮肤后，用三棱针点刺大肠俞穴至出血，然后以闪火法将罐吸拔在点刺的穴位上（见图③），留罐15～20分钟。然后选取经外奇穴、膀胱经、心俞穴等，采用单纯火罐法留罐，时间为30～40分钟（见图④）。如果能够长期坚持治疗，能收到不错的治疗效果。

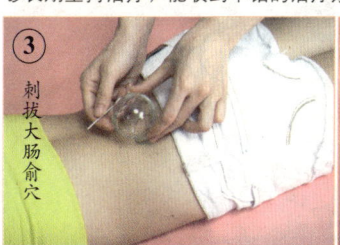

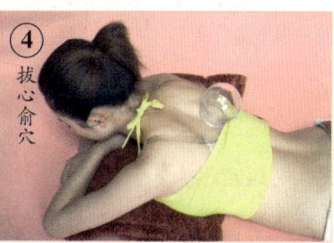

③ 刺拔大肠俞穴

④ 拔心俞穴

第四十节　慢性咽炎

慢性咽炎是指咽部黏膜、淋巴组织及黏液腺的慢性炎症，主要症状是咽部常有异物感、发痒、发干、灼热、微痛、声音粗糙、嘶哑或失音。且由于分泌物黏稠常附在咽后壁，可引起患者咳嗽、咯黏痰，晨起尤甚。本病多由急性咽炎治疗不当或治疗不彻底，反复发作迁延变为慢性。长期烟酒、粉尘刺激及从事某些职业(如演说家、歌唱家、教师)的人群等，均易患慢性咽炎。此病也可由热邪犯肺、胃火上蒸、煎炼成痰、肾阴亏耗、虚火上炎导致。

刮痧疗法

【刮痧配穴】

大椎、风门、人迎、天突、曲池、合谷、尺泽、鱼际、少商、丰隆、太溪等穴。

【刮痧操作】

患者采用合适的体位，操作者先刮大椎、风门穴，然后刮人迎、天突、曲池、合谷、尺泽穴，再刮鱼际、少商穴（见图①）；最后刮下肢的丰隆、太溪穴。力度由轻到重，具体根据患者的病情和体质酌情处理手法力度。

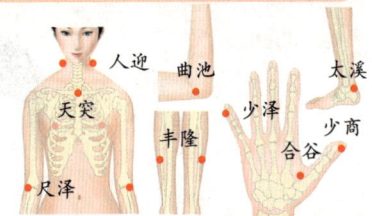

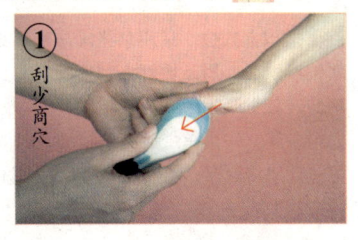

① 刮少商穴

拔罐疗法

【拔罐配穴】

大椎、肺俞、曲池、照海、大杼、风池、鱼际、肾俞等穴。

【拔罐操作】

患者取坐位或俯卧位，常规消毒穴位皮肤后，用抽气罐吸拔鱼际穴对应的部位，留罐10～15分钟（见图②）。每日1次，10次为1个疗程。病情重者可另外选取少泽、少商穴，采用刺络罐法，点刺穴位对应部位，使其出血1～3滴。

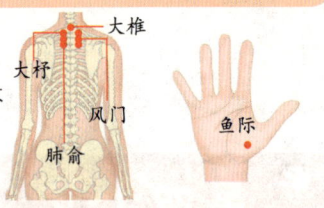

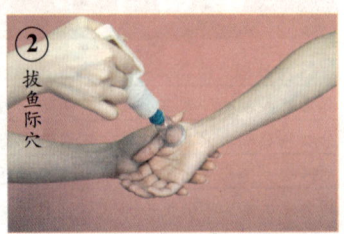

② 拔鱼际穴